吃好每天三顿饭

孙志慧 编著

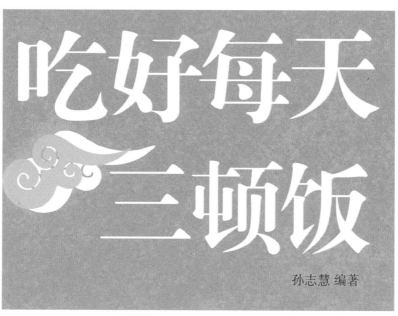

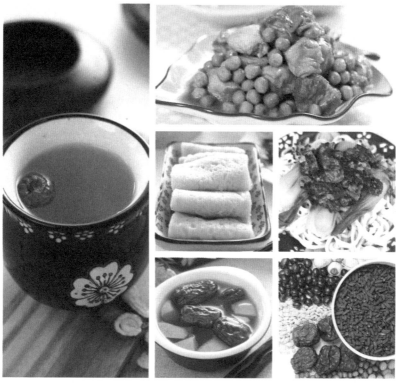

天津出版传媒集团

天津科学技术出版社

图书在版编目（CIP）数据

吃好每天三顿饭 / 孙志慧编著 . -- 天津：天津科
学技术出版社，2014.12（2021.7 重印）

ISBN 978-7-5308-9422-4

Ⅰ . ①吃… Ⅱ . ①孙… Ⅲ . ①饮食－卫生习惯 Ⅳ .
① R155.1

中国版本图书馆 CIP 数据核字（2015）第 259199 号

吃好每天三顿饭

CHIHAO MEITIAN SANDUNFAN

策 划 人：	杨　禩
责任编辑：	孟祥刚
责任印制：	兰　毅

出　　　版：天津出版传媒集团
　　　　　　天津科学技术出版社

地　　　址：天津市西康路 35 号

邮　　　编：300051

电　　　话：（022）23332490

网　　　址：www.tjkjcbs.com.cn

发　　　行：新华书店经销

印　　　刷：北京一鑫印务有限责任公司

开本 720×1020　1/16　印张 13　字数 300 000

2021 年 7 月第 1 版第 3 次印刷

定价：45.00 元

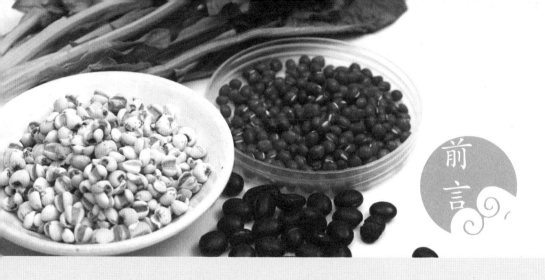

　　饭，人人都得吃，天天都在吃，但是，吃饭的智慧，却未必人人都懂。人从出生开始，每天都在消耗能量，所以我们每天都需要吃足够的食物来保证能量的供应。早、中、晚，每天三顿饭是我国传统的饮食习惯，按照规定的时间，有规律地进食，可以保证消化、吸收功能有节奏地进行。现代生理学证实，在早、中、晚三个时间点，人体肠胃蠕动加强、消化酶大量分泌，此时肠道的消化功能最强，对食物的消化也最完全。如何吃好每天三顿饭是我们每个人都应该认真对待的问题，因为这关系到自己和家人的身体健康，关爱家人健康就要从安排好一日三餐开始。

　　在食物空前丰富的今天，当人们面临各种选择时，却又显得有些茫然——怎么吃，吃什么，吃多少？诸如此类的问题对很多人而言还远未解决。于是，此类话题开始成为新的饮食潮流。每日三餐要定时定量，否则会干扰体内的生物钟，使肠胃蠕动不规律或减弱，消化液分泌减少甚至紊乱，长期如此，则食欲减退，必然会损害健康。此外，三餐还需遵循"早饭宜好，午饭宜饱，晚饭宜少"的原则，早晨起来经过一夜的消化肠胃处于空虚状态，此时若能及时进食，为身体补充足够的能量，则会使人一上午都精力充沛。但是现在很多年轻人早饭总喜欢"凑合吃"，这样势必会影响上午的工作和学习，没有足够的能量供应，人处于低血糖的状态，此时会感觉身体疲惫，反应迟钝，注意力不集中；午饭处于一日之中，具有承上启下的作用，经过一上午的活动，消耗营养过多，下午还需要继续工作，所以，午饭宜适当多吃些。午饭吃饱，才能弥补上午的损耗和满足下午继续活动的需要。但是也不能过饱，过饱会使肠胃负担过重，甚至损伤脾胃功能。晚饭后一般活动量会很小，没有多长时间就要休息了，所以不宜多吃，而且宜清淡些，多食或过于肥腻往往会成为致病之因。每日三餐不仅为我们提供了味觉上的享受，还向我们提供了人体必需的糖类、蛋白质、维生素、微量元素等营养成分，维持身体各器官的正常运行、身体的新陈代谢和生长发育，保证身体健康。若摄食不当，疾病就会随之产生了。其实，均衡、合理的饮食不仅可以让我们拥有一个健康的身体，它还能对我们身体的种种不适和潜在疾病起到辅助治疗的作用，有时可

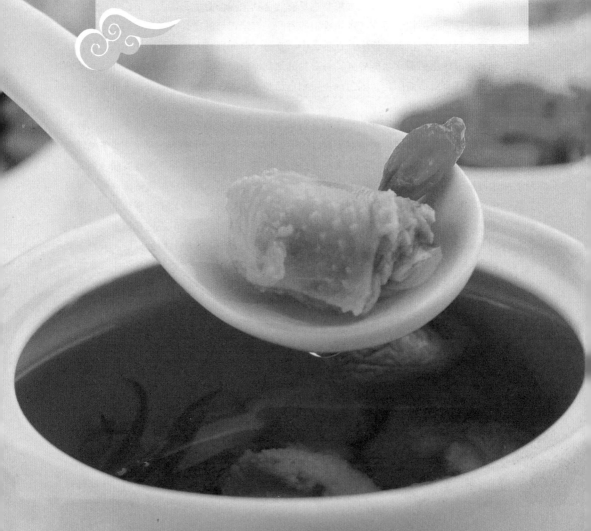

能比药物更有效。因此，我们的饮食追求，不仅仅是吃得舒服，更要吃得健康、吃得营养。

　　本书从我国居民的膳食特点出发，介绍一系列健康饮食原则，以帮助读者树立科学的饮食观念，养成良好的饮食习惯。本书介绍了多种常用食物，深入揭秘它们的营养成分和神奇功效，并附有贴心菜谱；还针对不同时节、不同人群，提出了有效的食补良方；还对生活中常常被忽视的饮食搭配做了深入的解析；并倾囊相授了妈妈留下的饮食偏方，罗列了应对身体常见疾病的简单实用的食疗方等。悉心传授营养知识，帮您掌握吃饭的智慧，教您怎样吃最健康。一人懂营养，家人更健康，关爱家人，就要做好每天三顿饭。

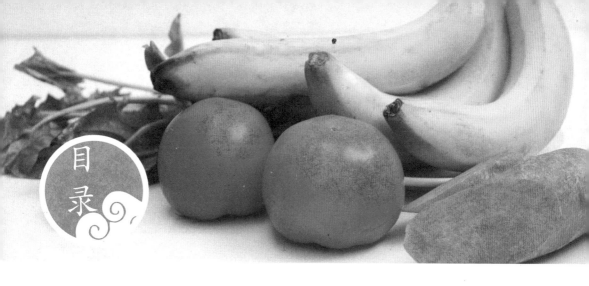

第一章 一日三餐中的健康理念

第二章 一天三顿饭，营养知多少

第三章 每天吃什么，选对食材不生病

第四章 每天喝什么，选好饮品更健康

第五章 应景应时，跟着时令吃好饭

第六章 厨房中的"药房"，妈妈的饮食偏方

第七章 吃好三餐，预防疾病身体好

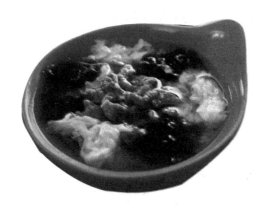

一日三餐中的健康理念

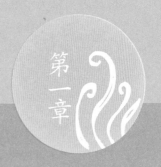

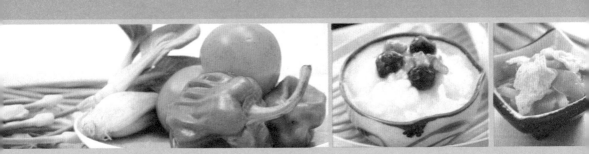

食物分阴阳，吃对才健康

为自己的饮食开方

我们每天都要吃饭，不过，吃饭并不只是为了填饱肚子，吃哪些食物能够为身体补充营养，吃哪些食物对我们的身体有害，怎么吃、吃多少、什么时间吃，可是大有讲究的。那么，如何才能让我们轻松掌握食物的搭配以及营养烹调当中所隐藏的健康奥秘呢？最简单的方法就是，将我们所吃的食物分阴阳，利用食物自身的阴阳，来调节我们身体的阴阳平衡，这就是最本质的健康饮食之道。

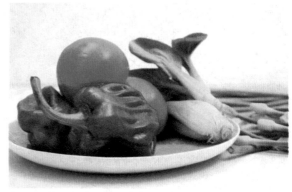

各种蔬菜可为人体提供多种维生素和矿物质。

身体是阳，食物是阴

在食物和阴阳的关系里面，身体是阳，食物是阴，也就是说，阳是生命，阴是维持生命的营养物质，人体只有有了足够的营养，才能够获得生命的原动力，才能够源源不断地拥有与疾病顽强斗争的能量与后劲。

越是营养丰富的食物，阴性的特质越强

我们说，"动能生阳"，也就是说活动可以滋生出来阳气。比如说野生动物，活动量一般都比较大，因此它们大多都阳性非常足，所以吃多少肉也不用担心会有阴气伤身的现象。但是现代人，越来越趋于脑力劳动，缺乏足够的活动与合理的运动，导致身体的阳气不足，这种情况下如果不合理进食的话，就有可能会引起阴阳失衡，最终导致疾病缠身。

吃什么，吃多少，看你的阳气足不足

（1）阳气和年龄成反比，随着我们年龄的逐渐增长，身体的阳气会逐渐减少。

（2）阳气和运动量成正比，运动越多的人往往阳气越足。

（3）身体越是怕冷，阳气越是不足。

阳气是我们保持身体健康的本钱，所以说，平日里我们应该吃什么，怎么去吃，要看自己的身体情况，根据身体情况选择食物，同时还要结合时节与时间的变化，千万不要盲目地多吃或者少吃，免得因为饮食而招来疾病。

4 种简单的办法帮你区分食物的阴阳

在中国古代医学家的观念中，自然界的任何事物都是分阴阳的，食物当然也是如此。人们从食物的外形与味道，食物进入人体所产生的寒热温凉作用，向上向外或向下向内作用的方向，以及食物生长的地点、气候、季节的不同等，来判断食物的阴阳属性。

1. 辨味道

具有苦、辛味的生姜、紫苏、韭菜、大蒜、葱类、猪肝等食物属阳，咸味的鱼类、蛤类、海藻类则偏属阴性。

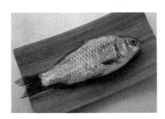

鲫鱼

2. 看部位

根和茎叶相比属阳，茎叶属阴。因此，牛蒡、洋葱、人参、藕、红薯、芋头、土豆等根菜属于阳性食物。在根菜当中，相对来说牛蒡的阴性较强，藕和芋类的阴性也比较强。

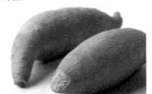

红薯

3. 看生长环境

生产于温暖的地区及塑料大棚中的食物属阴性，这些场所以外的地方生产出来的食物一般都属阳性。因此，像土豆、大豆等生长在寒冷地方的食品属于阳性，而香蕉、西瓜、甘蔗等生长在温暖地方的食物属于阴性。海洋中的海产品属于阳性，而陆地上产的肉类食品及普通的植物食品，属于阴性。

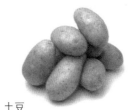

土豆

4. 看季节

食物的盛产期在冬季还是在夏季决定了它们的阴阳属性。比如盛产于夏季的西瓜、西红柿、茄子等食物与盛产于冬季的胡萝卜和藕相比较，应该属于阴性。

但是，世界上没有纯阴之体，也没有纯阳之体。任何物质总有阴阳两个方面，但阴阳不可能绝对的相等，总存在着一定的差异，而且阴阳之间是可以相互转化的，所以我们在区分食物的阴阳属性时，要全方位、多方面地考虑食物生长的环境、地带与气候、生长方式与速度、外形大小、颜色、气味、口感、体温、主要成分，以及烹饪所需时间的长短等诸多因素，最后才能具体地给食物进行定性。

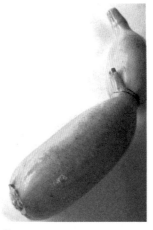

藕

要健康，就要多吃弱阴性的食物

对于大部分人群来说，要想保持身体的阴阳平衡，平时就应该多吃一些弱阴性的东西，少吃太偏阳性的东西。在我们常见的食物当中，米和面都是弱阴性的，食用它们容易让身体达成平衡，所以我们常常以米和面作为一日三餐的主食。

蔬菜和杂粮都属于弱阴性食物。

肥甘厚味的食物都是偏阴性的，平时要少摄取一些。越是营养丰富的食物越偏阴性，油腻的、甜的食物都属于强阴性食物，而麻辣辛香这些调料又属于强阳性食物，因此这些类型的食物在三餐当中都不宜多吃，我们平时的饮食应该注意要以清淡为主。

而清淡的食物包括味道清淡的，气味清淡的，以及颜色清淡的，还包括非大寒大热的食物，这些是具有比较平和性质的食物，一般这些食物都属于弱阴性的。五谷杂粮基本上都是弱阴性食物，大部分蔬菜生的比较偏阴性，而等到煮熟以后性质就偏平和了。

通常情况下，味道太过浓烈的，气味比较大的，颜色看起来十分鲜艳的，往往不是偏阴性就是偏阳性。盐、酱油、醋、葱、姜、蒜、胡椒等各种调料以及酒、咖啡、浓茶等都是偏性的。再比如蔬菜中的茴香、韭菜、黄瓜、西红柿，水果中的榴梿、杧果、柿子、李子等，相对于一般的水果蔬菜来说，偏性就要重一点儿。如果你的身体是阳虚症状，那么就要多吃阳性食物，比如胡椒、胡萝卜、羊肉、鲫鱼；如果是阴虚，就该多吃一些阴性食物，比如醋、白萝卜、柿子、甲鱼；如果是外感风、寒、湿这些阴邪，那么就吃一些阳性食物来平衡，比如葱姜陈皮水；如果是外感暑、燥、火这些阳邪，那么就吃一些阴性食物来补救吧，比如冰糖炖雪梨。

弱阴性	偏性（强阴性/强阳性）
味道清淡的，气味清淡的，颜色清淡的，不寒不热的	味道浓烈的，气味浓烈的，颜色浓烈的，寒性的，热性的
五谷杂粮（米、面），油	盐、酱油、醋、葱、姜、蒜、胡椒等各种调料；酒、咖啡、浓茶；韭菜、茴香、黄瓜、西红柿；杧果、榴梿、李子；这些相对于一般的水果蔬菜来说，偏性就要重一点儿
大部分煮熟的蔬菜	大部分蔬菜

烹调的作用就是调和阴阳

有没有人想过这样一个问题：所有自然界的动物都在进食生的食物，包括原始人，一开始也是茹毛饮血的，但是为什么到了后来，人类要把食物做熟了才会去吃呢？对这个问题，用阴阳的道理比较好进行解释。因为动物一般都是阳性的，它们的活动比较频繁，因此平时要多吃一些阴性的食物，才可以达到身体的阴阳平衡。而现在，随着科技的发展，人们的生活越来越以脑力劳动为主，甚至足不出户就能够逛超市购物等，人们的运动越来越少，身体的阳气也随之越来越不足，如果还吃大量的阴性的食物的话，时间一久就会导致阴性过度，身体就会出现严重的阴阳失衡。

也许有人会提出疑问，为什么美国人就可以吃生食呢？难道他们不需要阴阳平衡吗？的确，我们都知道，美国以及某些地区和国家的人们比较喜欢生食，其实这和人的体质是有一定关系的。由于人种、饮食、运动方面的原因，大多数美国人先天的体质阳气比较旺盛，吃生食对他们来说还可能是有好处的，可以帮助他们清火降热。但是大多数中国人阳气都没有那么旺盛，尤其是中老年人，肠胃一般都比较虚弱，如果天天吃生食，就有可能导致阴阳失衡，从而导致身体生病，正是因为这样，我们才需要用烹调来帮助我们调和食物的阴阳。

食物是阴性的，而我们生活中烹调时用的火是阳性的，这样一来，食物就初步达到阴阳协调了。另外，烹调时所用的调料，也是综合阴阳的一种手段。通过添加各种不同性质的调料，不仅可以调味，还能够改善食物的阴阳性质，从而更适合我们的体质。

干体力活的人通常口味偏咸。这是因为干体力活的人活动量比较多，阳性十足，而盐又是阴性的，所以需要盐来调和阴阳；而老年人阳气不是那么充足，所以在一日三餐当中，要少吃盐。大多数人做荤菜的时候都要放葱、姜、蒜。这是因为葱、姜、蒜是辛辣的、阳性的，肉类阴性比较重，所以需要葱、姜、蒜一起来调和一下，才不至于因为阴阳失和而伤身。

南方人爱吃辣的，这是因为南方湿气比较重，而湿气为阴性，就需要辣椒来平衡。而现在无论在哪都是麻辣川湘菜盛行，这可能因为现代人吃的食物甘厚油腻，消耗阳气比较多，所以想吃辣的食物。

这里需要专门提到的一点就是，油不属于调料，而是属于辅料，一般油都属于弱阴性。

知道了调料的阴阳之后，就可以很好地利用它们来帮助我们调节食物的阴阳了。例如，有的人不愿意吃葱、姜、蒜等调料时，可以适当放一些陈皮，陈皮也是阳性的，如果不喜欢吃盐，又想增加阴性，就可以适当放一些醋。

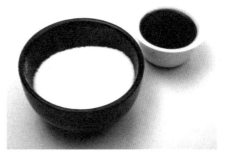

盐和醋

营养的前提是安全

吃得不当引发全身疾病

"病从口入"常被我们用来劝慰那些饮食不节制的人们，意思是说人们大多数的疾病都是由于吃了不卫生的食物或者饮食不合理所引起的。当然，在饮食问题上，除了需要注意卫生问题之外，还要注意很多方面。世界卫生组织指出，高血压、高胆固醇、肥胖以及水果和蔬菜摄入量不足，是引发慢性非传染性疾病的重要因素，而这些都和人们平日里的三餐饮食方式与搭配分不开。如果平时吃得不当的话，时间一长就很可能会引发多种疾病。

比如说，在日常三餐的饮食当中，各种营养素之间的搭配比例如果不合理，比如偏重于肉食和高蛋白、高胆固醇、高脂肪的食品，却没有五谷杂粮搭配，那么这样的饮食就是不合理的；如果一日三餐的热量长期分配不合理，或者说饮食长期不规律、无节制、大吃大喝、暴饮暴食、食盐摄入量过高等，这些不正确的饮食方式，就会在我们的身体当中埋下疾病的种子，日后很有可能会引起高脂血症、高血压、糖尿病、冠心病、脑血管病、脂肪肝等慢性非传染性疾病，后果不堪设想。

有关资料表明，我国现有高血压患者已经达到了1.2亿人，居世界首位。比如说，湖南人一向以口味重出名，据调查显示，湖南省脑血管病的发病率远远超过了全国的平均水平，长沙市出血型脑卒中的发病率在全国几乎可以排到第一位。所以说科学饮食对我们的健康非常重要。就从一日三餐当中的早餐来讲，现代人由于生活节奏快，很多人养成了不吃早餐的习惯。而事实上，早餐是人们一日三餐中的重头戏。不吃早餐，容易导致维生素A和B族维生素、铁、钙、镁、铜、锌等营养素的缺乏。如果早餐没有进食，能量和蛋白质的摄入就会出现供不应求的状况，而我们又没法从午餐和晚餐中得到充分的补偿，于是就有可能产生结石，还有可能会患上慢性胃病疲劳综合征等诸多不良症状。

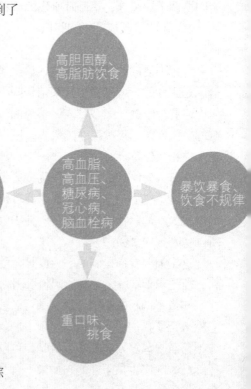

高胆固醇、高脂肪饮食

不吃早餐、荤素不均匀

高血脂、高血压、糖尿病、冠心病、脑血栓病

暴饮暴食、饮食不规律

重口味、挑食

适合你的东西就是补药

根据自己的体质选择食物，才能使你的饮食成为身体的补药。尤其是老人和小孩，体质都比较弱，很容易疾病缠身。如果生病了，也不要急于考虑应该吃什么补养，而是先要仔细琢磨一下正在吃的食物当中，是否有不适合的，小孩和老人的脾胃都比较虚弱，更是不能随便吃东西。

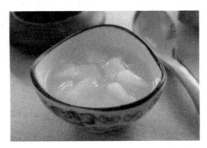

冰糖雪梨

比如说小孩子，咳嗽是一种常见病，很多妈妈都想知道，孩子咳嗽应该吃什么。如果一时不知道孩子应该吃什么也没有关系，孩子本身就阳气旺，自我修复能力很强，不特别吃什么，一般咳嗽也会自己好。这时妈妈不应该把注意力集中在吃什么的问题上，而是要帮助孩子清除体内的毒素。

小儿咳嗽，多半是平时饮食不注意，伤了脾引起的痰湿。所以孩子咳嗽后要注意饮食清淡，还要少吃，饿一顿两顿都可以，特别注意不要吃糖，吃糖会加重咳嗽。而有的妈妈听老人或别的人说咳嗽可以吃冰糖雪梨，就给孩子天天吃。咳嗽是分好多种的，冰糖雪梨只能治燥咳，而如果是寒咳的话，吃冰糖雪梨还会起反作用，所以应该先弄清楚孩子是什么类型的咳嗽，再有选择性地服用相应的食方。

再比如老人，有时因为积食而出现身体不适的症状，很多人都觉得，吃点儿山楂就能好，于是在家备很多的山楂，天天吃，企图帮助消化。却不知，老年人的肠胃功能下降了很多，如果过多食用山楂，很容易引起胃灼热、胃痛、泛酸水等诸多症状，反而为老人带来了更多的不适。其实，遇到积食的情况，如果不是很严重，可以少量吃点儿山楂，适当地一两顿不吃饭，能够在一定程度上缓解身体的不适症状。

总之，适合自己的才是补药，不适合自己的就有可能对身体造成不利的影响，要认清自身体质情况与食物之间的关系，要仔细审视自己的食物，适合自己的食物才是最好的。

在身体需要的时候吃饭

饮食可以说，是一件十分讲究的事情，人只有在需要的时候吃饭，食物才能像春雨一样珍贵，为身体带来享受与健康，而如果是过度饮食的话，反而容易给身体带来意想不到的麻烦，而在我们偶尔没有胃口的时候，少吃一顿也不会对身体健康产生影响，这是因为，吃东西是食疗，不吃东西也可以称为一种食疗，必要的时候，我们完全可以给自己的肠胃放个小假。

而关于适度饮食，合理安排三餐，对儿童的身体健康的影响是明显的。小孩一些常见小儿病，很多都与饮食有一定的关系，而且大多数都与饮食过度有关。小孩子的脾胃是很娇气的，饮食稍有不节就会使脾胃受伤。而通常最先出现的症状往往不直接表现在消化系统，而是呼吸系统。其中常见症状就是咳嗽，小孩子一般都喜欢吃甜腻的食物，这很容易使脾失运化，产生痰湿而导致咳嗽。如果家长看到孩子咳嗽就着急服用感冒药，这并不是明智的选择，即使咳嗽症状消失了，身体受到的伤害却并没有得到彻底的修复。这样的镇咳方法，很可能会使痰湿无处宣泄，造成更严重的肺部感染。

事实上，一般人群如果出现了发热和感冒的症状，也很有可能与饮食过度有关。如果知道我们的病因是由于饮食过度所引起的话，就可以采用饥饿疗法来进行治疗了。先吃上两天清淡的饭菜，如果是食欲不佳的话，也不能勉强进食，即使少吃一两顿，对身体也是没有坏处的。在很多家庭中，只要有人生病，家里人就会非常热心地给病人张罗着做很多好吃的，来帮助患者补充营养。而遇上病人胃口不好不想吃东西时，家里人通常还会拼命相劝，就像饭是药一样，希望患者能够多多吃一些快点儿好起来。要知道，当我们不想吃饭的时候，正是身体发出信号，不需要饭菜，如果勉强吃下去，脾胃很难好好工作，这样就会给脾胃造成负担，从而损伤脾胃。所以，当我们没有食欲的时候，千万不能勉强自己进食。

古代名医李东恒对饥饿疗法有很透彻的研究。他曾说：脾胃损伤，则中气不足，中气不足，则六腑阳气皆绝于外，故营卫失守，诸病生焉。饥饿疗法不仅适用于病人，也适用于老年人。对于老年人来说，每顿饭吃八分饱，比吃补药对身体更有好处。

男怕伤肝，女怕伤肾

肝脏位于腹部的右上方，它是人体内最大的内脏器官。肝脏的主要功能，是分泌胆汁，储藏动物淀粉，调节蛋白质、脂肪和碳水化合物的新陈代谢等，还有造血和凝血的作用。肝脏还是人体当中最大的解毒器官。体内产生的毒物、废物，吃进去的毒物，治疗疾病的药物，等等，也需依靠肝脏进行解毒。肝脏分解由肠道吸收或由身体其他部分制造产生的有毒物质，将它们分解成无毒的物质然后排出体外。

对于现代人来说，不论男女，在保养身体方面，首先要考虑的就是保肝。肝藏血，肝的功能失调，人就可能会得心血管疾病。人卧则血归于肝，肝得血才能正常工作，所以熬夜对肝的伤害很大。还有就是现代人每天从早到晚都要面对电脑，难免眼睛干涩，视力下降，因为久视也会伤肝，这也是现代人容易伤肝的重要方面。

肾脏是泌尿系统的组成器官之一，是人体的主要排泄器官。它通过生成和排出尿液，从而排出体内代谢废物及有害物质，重吸收有用物质，可调节水、渗透压及酸碱平衡来维持机体内环境的

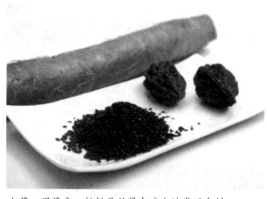

山药、黑芝麻、核桃是补肾食疗方的常用食材。

稳定，它分泌的各种物质与人体的多种代谢有关。因此，可以说肾脏是维持人体正常生命活动的重要器官。

　　既然人怕伤肝伤肾，保肝养肾就是养生的根本。那么有哪些食物是补肝益肾的呢？下面介绍几种。

常见食物的性味功能及适合人群

名称	性味	功能	适合人群
芝麻	甘平	补肝肾、润五脏	肾虚之人腰酸腿软，头昏耳鸣，发枯发落及早年白发，大便燥结者
豇豆	性平，味甘	补肾健脾	除脾虚者宜食外，肾虚之人也宜食用，对肾虚消渴、遗精、白浊，或小便数频患者非常有益
狗肉	性温，味咸	补中益气、温肾助阳	肾阳不足、腰膝软弱或冷痛者
羊骨	性温，味甘	补肾强筋骨	肾虚劳损，腰膝无力怕冷，筋骨挛痛者
桑葚	性寒，味甘	补肝、益肾、滋阴	肾虚之人，尤其是肾阴不足者
栗子	性温，味甘	补脾健胃、补肾壮腰	肾虚腰痛者
胡桃	性温，味甘	补肺止喘、补肾固精、润肠通便	适合肾虚喘嗽、遗精阳痿、腰痛脚弱、小便频数、大便燥结者
山药	性平，味甘	补肺、健脾、益肾填精	肾虚者
枸杞子	性平，味甘	补肾养肝、益精明目、壮筋骨、除腰痛、久服能益寿延年	中老年肾虚者
海马	性温，味甘	补肾壮阳	肾阳不足之人，包括肾阳虚所致的阳痿、不育、多尿、夜遗、虚喘等

生命无价，人体内的安全预警

"如果身体打来电话，请一定要接。"这句话说得很有道理，病来如山倒，就像地震一样，顷刻之间，我们的健康就会天翻地覆，如果地震之前身体已经出现了安全预警，那么就需要我们引起重视。提前做好准备，这样就不会使情况太糟糕，不至于"伤神费力，损失惨重"。那么，身体一般会给我们一些什么样的安全预警呢？

呼吸不畅： 当我们突然感到呼吸不顺畅，胸口又闷又刺痛，而刺痛的时间很短，一般发作几秒钟就过了，最多一分钟，那么就很有可能是心脏出了问题。

肩膀疼痛： 右肩经常痛可能是肝脏有问题；左肩酸痛可能是心脏与胃有问题；两肩同时感觉不舒服，脖子经常觉得僵硬时，有可能是消化系统出了问题。

头痛： 头痛不算是大病，可一旦痛起来，真的是能要人命，而通常头痛和内脏之间存在着一定的关系。根据位置来说：前额反射的是心脏，两侧太阳穴附近则代表肠胃，头顶和后脑勺则是肾功能异常，耳后两侧反射的是肝脏，头昏为肾气不足，但是如果是头晕眩的话，则要多注意肝脏，尤其是男性，应该及早去医院进行详细检查。

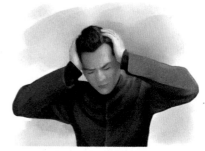

精神压力大，睡眠不足都可引起头痛。

指甲不平： 有的人指甲表面：有凸起的棱线，或者是向下的凹陷，这种现象在我们周围也并不少见。有很多人都知道，中医认为"肝主筋"，指甲是"筋"的一部分，所以说，当毒素在肝脏当中蓄积时，指甲上就会出现明显的信号。

情绪抑郁： 如果情绪经常抑郁，可能是肝脏出现了问题。肝脏是体内调控情绪的脏器，一旦肝内的毒不能及时被排出体外，阻塞了气的运行，就会让我们产生非常明显的不良情绪。

晨起流口水： 有的人在早晨醒来后，会发现自己的嘴角挂着口水。流口水是由唾液分泌过多引起的。这种现象有可能是因为胃肠功能比较虚弱，无法充分吸收水分，造成了水分滞留，唾液被稀释，因而才会流到嘴边。如果你还感到肠鸣、胃鸣的话，那么最好去医院看消化科医生。

舌头颤抖： 对着镜子吐舌头，如果舌头微微颤动，很可能是精神紧张、体力衰退的征兆。如果有这样的情况，建议尽快调整作息时间，不要熬夜，合理安排三餐，否则很快就会面临神经衰弱的危险。

鼻头发红： 如果鼻尖突然发红，就可能是肝脏超负荷了，这可能是饮酒过量引起的。身体为了分解酒精，把血液滞留在了肝脏里，因而导致血管扩张，才让你有了红红的鼻头，所以说，为了健康，控制饮酒量非常重要。

以上这些都属于一些常见的人体安全预警，我们在平日的生活当中一定要留意，不要错过了最佳的治疗时间，等到身体问题严重了可能就要面临危险了。

不偏食，身体才能真的好

吃食物不宜掐头去尾、抽筋剥皮

大自然是一个神奇的创造者，它所创造的每一样食物都是阴阳兼备的。如果我们在处理食材的时候总喜欢掐头去尾、抽筋剥皮的话，就破坏了大自然的本意，把食物变成了偏性的。一个完整的食物，能量和效用也是完整的，如果将它分割开来的话，就不是那么回事了，甚至还有可能失去了食物中最有营养的地方，所以，我们平时对待食物时可是需要多多包容。

我们身边有很多这样的例子，比如鸡蛋。蛋白是凉性的，而蛋黄是温热的，蛋白和蛋黄一起吃，才是性平的。荔枝是热性的，荔枝皮却是凉性的，可以先吃荔枝肉，然后用荔枝皮泡茶喝就能达到阴阳平衡。橘子吃多了容易上火，但橘皮却是清热化痰的，我们可以用橘皮泡水喝来清热下火。再比如说，玉米当中比较有美容功效的是玉米胚芽，就是接近玉米心的那个小的半圆形状的东西。玉米胚芽当中富含维生素E，是玉米中的精华所在，所以吃玉米的时候不要把这个玉米胚芽留在玉米棒上，要一起吃掉才对身体更有益。而在吃鱼的时候，很多人喜欢把鱼鳞扔掉，其实鱼鳞里含有大量的胶原蛋白，鱼鳞和鱼骨头熬的鱼鳞冻，比皮冻的营养价值还要高出许多。

还有，生姜算是我们经常接触的食材，很多人在用生姜的时候，喜欢去皮，而正确的做法是，吃姜的时候不应该把皮去掉，姜皮和姜肉各有各的作用。姜皮为阴，性凉能止汗；姜肉为阳，性热能发汗。只有连皮一起吃，做出来的菜才不会过于辛热。

葡萄的皮还有籽，均比果肉更有用，可是大多数人都习惯在吃葡萄时把皮和籽吐掉，如此一来就损失了一部分营养。而有一个好办法就是，平时可以多吃葡萄干，里面的籽晒干后脆脆的，很好吃，还有润肠通便、治疗过敏体质的作用。

食物的阴阳奥妙不胜枚举，很多我们常见食物的进食方法都有误区，并不是所有的食物都适合分开吃，如果长期单吃或者总喜欢抽筋剥皮的话，就容易引起身体阴阳失调，给身体健康带来不必要的困扰。

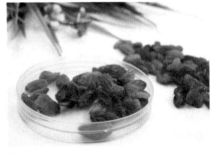

葡萄干

到底什么该多吃，什么该少吃

在平日的生活中，我们的三餐里，到底什么该多吃一些，什么又该少吃一些，这是一个值得大家思考的问题。就以蛋白质为例，有人认为要多吃含有蛋白质的食物，认为蛋白质可以促进人的生长发育，对人的身体有益无害。但是，蛋白质如果摄入不当，也会给我们的健康留下隐患。

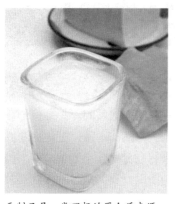

豆制品是一类理想的蛋白质来源。

而除了蛋白质之外,食物中所包含的能量及钙、铁、锌等多种营养素,也都是我们身体所必不可少的,对于这些营养素的摄取,我们也需要理智而正确地进行选择,适可而止即可。所有的豆类、干果、谷类,还有奶制品以及水果蔬菜等,都是蛋白质以及诸多营养物质的最佳来源。经常在三餐当中吃这些食物,不但可以从中摄取足够的蛋白质和多种微量元素以及人体所需的一些必要元素,同时还避免患某些疾病的风险。

动物试验表明,动物性食品偏高的饮食非常容易引发疾病,对癌症起到推波助澜的作用;而在三餐当中适当地增加谷类、蔬菜以及其他植物性食品,则可以保持健康,抑制癌症病情的恶化。据研究,大部分的癌症、心血管疾病和其他退化性疾病,只要采用植物性饮食就可以达到预防的目的。虽然这个观点不一定完全正确,但是也给人们提供了一个最佳膳食的方向。

一般来讲,我们从传统的中国食物当中就能够得到相当充分的蛋白质以及各类营养素,比如八宝粥、豆浆、蔬菜汤、鲜榨果汁等。简单地说,只要我们每日都吃一些豆类以及蔬菜水果,再加上奶制品等,就足够补给我们身体对营养的需要。当然,完全不吃肉也是不行的,适当补充一些肉食,才能够达到营养均衡。因此,健康饮食,豆类、蔬菜、水果要多吃,而肉类则要少吃。

牢记《中国居民膳食指南》

食物多样,谷类为主,粗细搭配

我们的食物一般可以分为五大类:第一类为谷类及薯类,谷类包括米、面、杂粮,薯类包括马铃薯、甘薯、木薯等。主要为人体提供碳水化合物、蛋白质、膳食纤维以及B族维生素。第二类为动物性食物,主要包括肉、禽、鱼、奶、蛋等,主要为人体提供蛋白质、脂肪、矿物质、维生素A,还有B族维生素以及维生素D。第三类为豆类和坚果。包括大豆、其他干豆类及花生、核桃、杏仁等坚果类,主要为人体提供蛋白质、脂肪、膳食纤维、矿物质、B族维生素和维生素E。第四类食物为蔬菜、水果和菌藻类,主要为人体提供膳食纤维、矿物质、维生素C、胡萝卜素、维生素K及有益健康的植物化学物质。第五类食物为纯能量食物,包括动植物油、淀粉、食用糖以及酒类,主要为我们的身体提供能量。动植物油还可提供维生素E和身体必需的脂肪酸。

多吃蔬菜水果和薯类

蔬菜水果是维生素、矿物质、膳食纤维等营养素的重要来源,其特点是水分多、能量低。薯类含有丰富的淀粉、膳食纤维以及多种维生素和矿物质。富含蔬菜、水果和薯类的膳食对保持身体健康,保持肠道功能正常,提高人体免疫力,降低患上肥胖症、糖尿病、高血压等慢性疾病风险具有重要作用。所以，在各国膳食指南当中，都强调要在三餐以及平日的饮食当中增加蔬菜和水果的摄入种类以及数量。

每天吃奶类、大豆及其制品

奶类的营养成分比较齐全，组成比例也十分适宜，容易被人体消化和吸收。奶类除了含有丰富的优质蛋白质以及维生素以外，含钙量也比较高，而且利用率也比较高，是膳食钙质的极好来源。建议每人每天饮奶300克或食用相当量的奶制品，对于饮奶量更多或有高脂血症和超重肥胖倾向者，应注意要选择低脂、脱脂奶及其制品。

常吃适量的鱼、禽、蛋和瘦肉

鱼、禽、蛋和瘦肉均属于动物性食物，是人类优质蛋白、脂类、脂溶性维生素、B族维生素以及矿物质的良好来源，是平衡日常膳食的重要组成部分。动物性食物中蛋白质不仅含量高，而且氨基酸的组成更适合人体的需要，尤其是富含赖氨酸以及蛋氨酸，如果在三餐当中与谷类或豆类的食物搭配食用，可以明显发挥出蛋白质的互补作用。不过动物性食物一般都含有一定量的饱和脂肪以及胆固醇，摄入过多可能会增加患心血管病的危险性，所以一定要把握好食用量。

减少烹调油用量，吃清淡少盐膳食

建议我国居民应养成吃清淡少盐的膳食习惯，也就是说膳食不要太油腻，不要太咸，不要摄食过多的动物性食物和油炸、烟熏、腌制类的食物。建议每人每天烹调油用量不

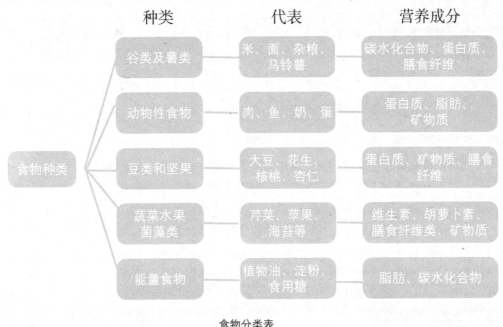

食物分类表

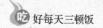

超过 30 克；食盐摄入量不超过 6 克，包括酱油、酱菜和酱中的含盐量。

食不过量，天天运动，保持健康体重

要保持进食量和运动量的平衡，使摄入的各种食物所提供的能量能够充分地满足机体的需要，而又不造成体内能量过剩，使体重维持在适宜的范围之内。

正常生理状态下，食欲可以有效控制进食量，只要不过饱就能够保持健康的体重。一些人食欲调节不太敏感，满足食欲的进食量常常超过实际的需要，过多的能量摄入导致了体重的增加，食不过量对他们来说也就意味着三餐都要少吃几口，不要每顿饭都吃到十成饱。

三餐分配要合理，零食要适当

合理安排一日三餐的时间及食量，进餐要注意定时定量。早餐提供的能量应占全天总能量的 25% ~ 30%，午餐应占 30% ~ 40%，晚餐应占 30% ~ 40%，可以根据自己的职业、劳动强度以及生活习惯进行适当的调整。一般情况下，早餐安排在 6:30~8:30，午餐在 11:30~13:30，晚餐在 18:00~20:00 进行为宜。

每天足量饮水，合理选择饮料

饮水不足或过多都会给健康带来一定的危害。饮水应少量多次，要主动，不要感到口渴时再喝水。饮水的时候最好选择白开水。有些人，尤其是儿童还有青少年人群，每天喝大量含糖的饮料来代替喝水，这是一种非常不健康的饮食习惯，这样会给身体带来一定的负担，应当让自己慢慢改变一下饮水习惯。

吃新鲜卫生的食物

食物放置的时间过长就容易变质，可能产生对人体有毒有害的物质。另外，久置的食物当中还可能混入各种有害因素，如致病微生物、寄生虫以及有毒化合物等。吃新鲜卫生的食物是防止食源性疾病最有效最根本的措施。

如饮酒应限量

高度的酒水所含能量比较高，白酒基本上是纯能量食物，不含其他的营养素。无节制的饮酒，会使食欲下降，使得食物的摄入量减少，导致多种营养素缺乏，引起急慢性酒精中毒、酒精性脂肪肝等疾病，严重时还会造成酒精性肝硬化。过量饮酒还会增加患高血压、中风等疾病的危险，并且能够导致事故以及暴力犯罪的增加，对个人健康和社会的安定都是有害的，所以应该严禁酗酒。另外，饮酒还会增加患某些癌症的危险。如果饮酒，应尽可能地选择饮用一些低度酒，并控制在适当的限量以下。这里建议成年男性一天饮用酒的酒精量不超过 25 克，成年女性一天饮用酒的酒精量不超过 15 克。孕妇和儿童及青少年则应忌酒。

三顿饭怎么吃

健康早餐的黄金法则

1. 早餐前应先喝水

早上起床之后不要急于吃早餐，正确的做法是先喝一杯温白开水。人体经过一夜的睡眠，会消耗大量的营养以及水分，而吃常规早餐是无法补足水分的，所以早餐前要先喝一些水。但是不要喝太多，一般以500~800毫升为宜，这样既可以补充体内流失的水分，同时可以帮助我们清理肠道，还有助于治疗便秘。

2. 早餐比较适宜喝牛奶或豆浆

奶类不仅是蛋白质的重要来源，还是钙质的主要来源，在我们的一日三餐当中，午餐和晚餐都不容易摄取到奶类，所以，在早餐当中安排喝牛奶是很有必要的，远比其他糖类饮料营养成分高。有的人不喜欢喝牛奶或是乳糖吸收不太好，也可以选择喝豆浆。

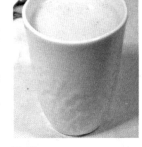

牛奶

3. 早餐尽量清淡

有很多人在早餐的时候喜欢吃油条，其实这样的吃法并不健康。因为，早餐不适合吃太过油腻的食物，油腻的食物脂肪含量比较高，而高脂肪的食品会使大脑出现供血不足的现象。而且，经过油炸的面粉，其中的营养素会遭到严重的破坏。

4. 早餐时间 7∶30

人在睡眠时绝大部分器官都得到了充分休息，但是消化器官却仍在消化吸收晚餐存留在胃肠道中的食物，一直工作到早晨，才会渐渐进入休息的状态。所以，如果我们的早餐吃得太早的话，势必会干扰到消化器官的正常休息，使消化系统长期处于疲劳应战的状态，扰乱肠胃的蠕动节奏。所以，在7点左右起床后的20~30分钟吃早餐比较合适，而且这时人的食欲也比较旺盛。

5. 早餐宜少不宜多

饮食过量会超过胃肠的消化能力，使食物不能被有效地消化和吸收。久而久之，会导致消化功能下降，引起胃肠方面的诸多疾病。另外，大量的食物残渣贮存在大肠中，被大肠中的细菌分解，其中蛋白质的分解物会经肠壁进入血液当中，会对我们的健康造成伤害，容易导致人体患上血管性疾病。

6 种明星午餐食物

1. 抗衰老抗癌食品——西蓝花

西蓝花富含抗氧化物维生素 C 及胡萝卜素。西蓝花中的维生素种类齐全，尤其是叶酸的含量丰富，这也是它营养价值高于一般蔬菜的一个重要原因，科学研究证明十字花科的蔬菜是最好的抗衰老和抗癌食物。

2. 最佳的蛋白质来源——鱼肉

鱼肉可提供大量的优质蛋白，并且其消化吸收率极高，是优质蛋白的最佳选择。同时，鱼肉中的胆固醇含量很低，在摄入优质蛋白时不会带入更多的胆固醇。且鱼肉的脂肪多为不饱和脂肪酸，不饱和脂肪酸的碳链较长，具有降低胆固醇的作用。

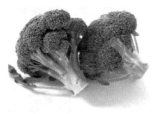

西蓝花

3. 降脂食品——洋葱

洋葱能帮助细胞更好地利用葡萄糖，同时降低血糖，供给脑细胞热能，是糖尿病、神志委顿患者的食疗佳蔬。同时，它可以清血，有助于降低胆固醇。

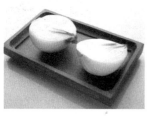

洋葱

4. 抗氧化食品——豆腐

豆腐是良好的蛋白质来源。豆类食品中含有一种被称为异黄酮的化学物质，它是一种有效的抗氧化剂。因为"氧化"意味着"衰老"，所以豆腐是很好的抗衰老食品。

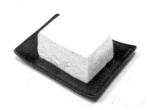

豆腐

5. 保持活力食物——圆白菜

圆白菜含有多种维生素，如维生素 A、维生素 E、维生素 K 等，尤以维生素 C 的含量为最高；它还含有多种矿物质，如钙、磷等，营养很丰富。圆白菜所含微量元素硒有保护眼睛的功效，其所含丰富的膳食纤维可降低胆固醇，预防动脉粥样硬化，防止糖类的过多吸收，对肥胖症、高脂血症、高血压和糖尿病等患者均很有好处。

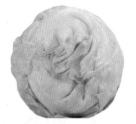

圆白菜

6. 养颜食物——新鲜水果

新鲜水果中含有丰富的胡萝卜素、维生素 C 和维生素 E。胡萝卜素是抗衰老的最佳元素，有助于保持人体组织或器官外层组织的健康，而维生素 C 和维生素 E 可延缓细胞因氧化所产生的老化。此外，这些富含纤维的新鲜水果还能保持直肠健康，帮助人体排出毒素。

食用晚餐的法则

有些人由于积极减肥或是工作忙碌等原因，容易忽略了晚餐的质量。时间一长就会给身体带来很大的伤害。所以说，食用晚餐也是有很多讲究的。

1. 晚餐不要吃得过于丰盛、油腻，要清淡至上

晚餐如果吃得过于油腻，血脂很有可能就会升高，时间一长就有可能引起"三高"等一系列富贵病。对于那些"三高"人群来说，如果每天的晚餐吃得太过于油腻，则会加重病情，导致病情的恶化。

2. 避免吃让人不舒服的食物

晚上不应该吃容易胀气的食物，肚子胀满了气，会让人感到不舒服，还可能影响到我们的睡眠。所以，晚餐要少吃容易产生胀气的食物。可能导致腹部胀气的食物包括：豆类、包心菜、洋葱、菜花、甘蓝、青椒、茄子、马铃薯、地瓜、芋头、玉米、香蕉、面包、柑橘、柚子以及添加山梨糖醇（甜味剂）的饮料，还有各种甜点等。

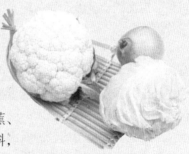

圆白菜、菜花和洋葱

3. 晚餐不过甜

在晚餐的安排中最好不要出现甜食，就算你再怎么爱吃甜食，为了身体健康，也应该尽量减少甜食的摄入。在晚餐进食甜食后，食物经消化分解生成果糖与葡萄糖，被人体吸收后会直接转化为脂肪。而晚餐之后人们往往没有运动与消耗就直接进入睡眠，这样就会造成身体发胖，还会引起其他疾病。

4. 晚餐不过晚

晚餐的进食时间不要安排得太晚，并且每天的进餐时间最好能够统一。吃得过晚很容易造成积食现象，对消化系统会造成不好的影响，为了避免出现这样的情况，晚餐应该尽量安排得早一些，一般下午 6 点开始最好，最晚不要超过晚上 8 点。

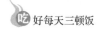
5. 晚餐不能进食含咖啡因的饮料或食物

咖啡因会刺激神经系统，使呼吸及心跳加快，引起血压上升，它也会降低具有催眠作用的褪黑激素的分泌。所以，晚餐吃含有咖啡因的食物会影响到睡眠。此外，咖啡因有利尿的作用，如果摄入过多，造成起夜次数多也会对睡眠产生不利影响。

正确的上菜顺序该怎样

吃饭其实也讲究"先来后到"，但这在我们的生活中却是一个很容易被忽略的问题。现在我们去餐馆就餐或是在别人家做客时，吃东西的顺序似乎已经约定俗成：先给孩子来点儿甜饮料，大人们则专注于鱼肉主菜和酒品；吃到半饱的时候再上蔬菜，然后吃主食；主食后面是汤，最后还有甜点或水果。

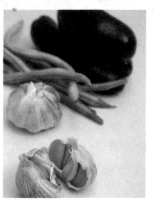

先吃蔬菜可保证摄入足够的膳食纤维，可轻松避免肥胖有益健康。

但是，这种被大众公认的进食顺序却是十分不科学、不营养的。先从甜饮料说起，这类饮料的营养价值非常低，却又会占据肠胃的一部分空间，如果用它们给孩子填充小小的胃袋，后面的食量就会显著地减少，这样一来就容易造成孩子营养不良。

对于成年人来说，在饥肠辘辘的时候进餐，如果先摄入鱼肉类菜肴，会把大量的脂肪和蛋白质纳入腹中。鱼肉当中的碳水化合物含量微乎其微，显然一部分蛋白质就会作为能量被浪费。在空腹时，人们的食欲旺盛，进食速度很快，根本无法控制脂肪和蛋白质的摄入量。吃了大量咸味菜肴之后，难免感觉口渴。此时喝上两三碗汤，会觉得比较舒服。可是，餐馆中的汤也一样含有大量油、盐、嘌呤，摄入过量有增加血压、血脂的风险。等到胃里已经没有空闲时，餐厅会端上一盘冰冷的水果或冰激凌，而它们会让负担沉重的胃部血管在短时间里收缩，这样会使胃部的消化功能大受影响。对于一些肠胃本就比较虚弱的人来说，吃完油腻的食物再吃冷食，更是雪上加霜，很容易造成胃肠不适，甚至引起胃痛和腹泻。

如果把进餐顺序变一变，情况会怎么样呢？开餐时，拒绝饮用甜味饮料，就座后先吃些清爽的新鲜水果，然后上一小碗开胃汤，再吃清淡的蔬菜类菜肴，把胃填充大半之后，再上主食，最后上动物性菜肴，在动物性食品里面，首选鱼、虾，最后选择猪牛羊肉。

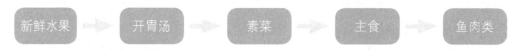

这样上菜的话，既不会出现油脂过量，也不用担心鱼肉过量，轻而易举地避免了肥胖的麻烦；同时也保证了足够多的膳食纤维摄入，延缓了主食和脂肪的消化速度，也能帮助我们预防高脂血症、糖尿病等疾病。

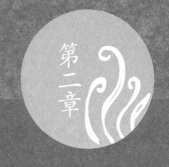

第二章

一天三顿饭，营养知多少

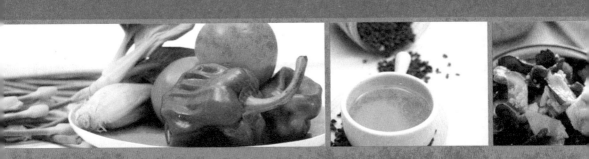

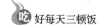

 能量＝生命，不要命的人才不吃饭

没有能量就没有生命

我们每天都要吃饭，吃饭不仅是为了填饱肚子，更是为生命注入能量和营养。人体需要及时补充能量，正如汽车需要燃料作为动力才能行驶一样，如果人没有源源不断地摄入能量，那么生命就无法延续。人体细胞的生长、繁殖以及自我更新，营养物质的运输、代谢，还有废物的排出等，都需要有能量的参与和支持才能够正常而顺利地进行，即使是在睡眠时，呼吸、消化、内分泌、循环系统的生命活动也需要消耗一定的能量。而能量本身并不是营养素，它是由食物中的蛋白质、脂肪以及碳水化合物在体内经过分解代谢之后所释放出来的，这些能量用来帮助我们维持体温和进行正常的生理活动。如果没有能量的及时供应，人体便不能进行正常的成长和活动，也就是说，如果没有能量或者能量不足，那么，生命就无法正常延续。

蛋白质、脂肪、碳水化合物是三大产热营养素，其中，脂肪是单位产能的最大户，每克脂肪能产热 9 千卡（1 千卡 =4.186 千焦）；蛋白质和碳水化合物平均每克能产 4 千卡的热量。虽然说蛋白质也可用来为身体提供能量，但是，由于其构成身体及组成生命活性物质（如各种酶、抗体等）的重要职责和它在体内有限的含量，所以我们应该尽量使它受到保护，而不是被作为能量"燃烧"而消耗掉，所以说，脂肪和碳水化合物便承担起了提供能量的主要任务。

并不是所有食物为我们提供的能量都是相同的，不同的食物所能够提供的营养是不一样的，通常来说，食物的种类主要分为 5 种，而每种食物主要提供的能量也是不相同的，具体如下表：

食物种类	主要功能	代表食物
谷薯类	人体最经济的能量来源	米、面、玉米、红薯
蔬菜水果类	维生素、矿物质及膳食纤维的主要来源	白菜、西蓝花、苹果、猕猴桃
动物性食物	主要为人体提供蛋白质、脂肪和矿物质	肉、蛋、鱼、禽、奶
大豆及其制品	主要为人体提供蛋白质、无机盐和维生素	豆腐、豆腐干
能量性食物	能够为人体提供能量	食糖、酒、油脂、坚果

我们每天都在消耗能量和营养素，这些营养素和能量并不是只靠吃米饭就能够满足的，世界上除了6个月以下的婴儿所吃母乳之外，没有一种天然食物能够满足人体所需的全部营养素，所以，我们需要在自己每天的三餐当中进食多种不同的食物，来为身体提供足够的营养素和能量。

三大供能营养素

生命的标志——蛋白质

蛋白质是人体的主要组成物质之一，占人体体重的16%～19%，是高分子化合物。蛋白质是生命活动的物质基础。

不论高等生物还是低等生物，其中所含有的所有蛋白质都由20种氨基酸组成。其中成人有8种氨基酸，婴儿有9种氨基酸不能自己合成，必须从食物中摄取。因此，这9种氨基酸（异亮氨酸、苯丙氨酸、蛋氨酸、赖氨酸、苏氨酸、色氨酸、亮氨酸、缬氨酸、组氨酸）被称为人类的必需氨基酸。人体内数以万计的各种蛋白质因氨基酸组成的数量和排列顺序不同而不同，这使人体中蛋白质种类多达10万种以上，它们的结构、功能也因此千差万别，形成了生命的多样性以及复杂性。

蛋类和豆类含丰富的蛋白质，且不会引起高血脂等疾病。

在我们的日常生活中，富含蛋白质的食物主要有：

（1）牲畜的奶，如牛奶、羊奶、马奶等。

（2）畜肉，如牛肉、羊肉、猪肉、狗肉等。

（3）禽肉，如鸡肉、鸭肉、鹅肉、鹌鹑肉、鸵鸟肉等。

（4）蛋类，如鸡蛋、鸭蛋、鹌鹑蛋等。

（5）水产类，鱼、虾、蟹等。

（6）大豆类，包括黄豆、大青豆和黑豆等，其中黄豆的营养价值最高，它是婴幼儿食品中优质的蛋白质来源。

此外，像芝麻、瓜子、核桃、杏仁、松子等坚果类的蛋白质的含量也都比较高。

蛋白质的摄入量要因人而异，普通健康成年男性或女性每千克（2.2磅）体重大约需要0.8克蛋白质。婴幼儿、青少年、怀孕期间的妇女、伤员和运动员通常每日可能需要摄入更多的蛋白质。所以在三餐中，要合理安排自己的饮食搭配，为身体及时补充足够量的蛋白质。

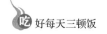

人体最耐用的能源——脂肪

脂肪是人体必需的三大营养素之一。脂肪包括脂和油，常温下呈固态者称脂，呈液态者称油。脂肪也称甘油三酯，是由一个甘油分子和三个脂肪酸化合而成。

一般我们一谈到脂肪，尤其是正在减肥的人群，听到脂肪二字就深感痛恨，其实，脂肪对我们的身体有很多的作用。首先每 1 克脂肪可以产生 9 卡热量，为蛋白质、碳水化合物的两倍多，是人体的浓缩能源，是食物中产生热量最高的一种营养素。它可以提供身体必需的脂肪酸，同时它还是某些维生素的载体，有些维生素只有溶于脂肪中才能被人体吸收，脂肪是它们的最好载体。脂肪还可以维持人体的体温。作为膳食成分，脂肪能够提高食品风味及饱腹感。

食物当中，如果脂肪摄入过多，尤其是饱和脂肪酸摄入量高是导致血清胆固醇、甘油三酯和低密度脂蛋白胆固醇升高的主要原因，可增加患心脏病的危险性。多不饱和脂肪酸对人体健康虽然有很多益处，但摄入量也不宜过多。过氧化脂质是促进衰老和发生癌症的危险因素之一。

那么，人体摄取多少脂肪为最合适呢？

在脂肪的摄入量方面，其实并没有非常统一的标准，不同地区由于经济发展水平以及饮食习惯的差异，脂肪的实际摄入量方面存在着很大的差异。我国营养学会建议膳食脂肪供给量不宜超过总能量的 30%，其中饱和、单不饱和、多不饱和脂肪酸的比例应为 1：1：1。亚油酸提供的能量能达到总能量的 1%~2% 就能够满足人体对必需脂肪酸的需要了。

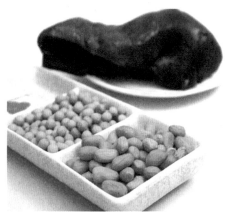

黄豆、花生等食物含丰富脂肪能为人体提供足够能量。

人体热能最主要的来源——碳水化合物

碳水化合物也被称为糖类化合物，是人体热能最主要的来源，人体所需热量的 70% 左右由糖供给。碳水化合物由碳、氢、氧三种元素共同组成，由于它所含氢氧的比例为 2：1，和水中所含氢氧的比例一样，所以称为碳水化合物。碳水化合物是人体正常生理活动、生长发育以及体力活动的主要热量来源，尤其是神经系统、心脏的主要能源以及肌肉活动的燃料。

在我们的日常生活当中，碳水化合物的主要食物来源有：糖类、谷物（如水稻、小麦、玉米、大麦、燕麦、高粱等）、水果（如甘蔗、甜瓜、西瓜、香蕉、葡萄等）、坚果、干豆、根茎蔬菜（如胡萝卜、番薯等）等。可以根据个人爱好以及身体体质，适当在一日三餐当中进行安排。

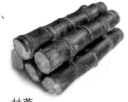

甘蔗

能量不平衡，疾病缠上身

能量平衡是能量摄入量和消耗量之间保持的一种动态平衡。能量平衡的公式为：能量平衡等于摄入能量减去消耗能量。然而，生活当中，并不是所有人的餐饮都能够维持能量平衡的，关于能量，是有正负之分的，所以人与人之间会有胖瘦之分。当摄入的能量大于消耗的能量时，称为能量"正"平衡，也就是能量过剩，并可在体内转化为脂肪而沉积下来。在这种情况下，如果又处于活动量很小的情况下，那么大多就会导致体形偏胖。而我们也都知道，人体发胖就可能进一步导致高血压、高脂血症、糖尿病、冠心病、脂肪肝、痛风等诸多病症。

而当我们摄入的能量小于所消耗的能量时，就被称为能量"负"平衡，这也就是我们所说的"入不敷出"。在这种情况下，之前体内所储存的脂肪就会被"动员"起来为身体提供能量，于是体重就会因此而减轻。长期保持这种情况也不是好事，因为体内原来储备的糖原、脂肪甚至肌肉，就会因此而逐渐损耗，就可能导致贫血、神经衰弱，免疫力下降等症状。

所以，我们的三餐进食，应该尽量使能量的摄入量与消耗量大体持平，才能够保证身体的健康状态。

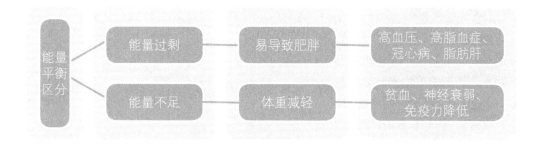

食物能量计算"三步曲"

看过之前的能量定律之后，大家都在考虑一个问题，那就是怎样知道自己的饮食是否能量平衡。下面推荐食物能量计算的"三步曲"。

第一步：记录每天摄入的所有食物种类与数量，包括如谷类、薯类、蔬菜、水果、饮料、甜食、肉、蛋、豆制品、奶及奶制品、油脂、坚果、零食等。

第二步：估算或称量食物的具体数量有多少，例如1盒奶、2个苹果、1个鸡蛋等。

第三步：通过查找《中国食物成分表》，按照所吃的各种食物的能量进行相加，所得结果即为每日总的能量摄入量。《中国食物成分表》由我国营养学会编著，是比较权威的。为了计算准确，可以连续计算3~5天的能量摄入数值，然后求这几天的平均值。但是，要注意避免像赴宴或喜庆日等特殊情况，这些情况下不能够反映日常营养的摄入状况。

维生素——人体的"维和部队"

"个性"鲜明的维生素

维生素也叫"维他命"，是根据英文 Vitamin 直接音译过来的，由波兰科学家丰克（Casimir Funk）于 1911 年命名，维生素则是根据"Vitamin"的意译"维持生命的营养素"简化而来。

维生素虽然在人体当中的含量非常小，但其生理作用却很大，不容忽视。它不像蛋白质、脂肪、糖类那样提供维持正常生命活动所需能量，而只是默默地参与人体当中的各种代谢，促进蛋白质、脂肪、糖的合成，也就是说，维生素是促进能量产生的幕后得力帮手。

具体来说，维生素有以下五个方面的特征：

第一，尽管说维生素是维持人体生命活动所必需的营养素之一，但我们自身仅能合成为数不多的几种维生素，如维生素 D 等。所以，我们身体所需的大部分维生素，都需要依靠日常的食物来获取。

第二，人体对维生素的需要量是很微小的，通常用毫克，甚至微克这样小的单位来计算其数量。不过人体内部却不能够自己合成，或合成量远远不足，因此，必须经常由食物或维生素制剂做外源性补充。例如，人体通常需要的维生素 A 的量尚不足 1 毫克，虽然看起来很少，但是如果维生素供给不足，那么夜盲症等疾患就会侵害我们的身体。

第三，维生素并不是人体能量的重要来源，但体内的新陈代谢和能量之间的相互转化都需要它参与。无论是运动，还是睡觉，哪怕是呼吸、排汗等，一切生命活动都离不开维生素的有效调节。

第四，维生素进入人体之后，不需要经过代谢，就能够发挥其作用。在日常生活当中，常吃的食物里，蛋白质、脂类、糖类和维生素等营养素都是我们身体所必需的营养物质，但与维生素相比，其他的营养素普遍需要经过消化等代谢作用之后才能被人体吸收。正是由于维生素是直接被人体吸收的营养素，所以一定要根据自身对其需求量进行科学适量的补充，过多过少都不好。这就好比人吃饭，吃得过多会感觉撑、很难受，吃得过少会感觉饿、没气力，只有适量才能既满足生命活动的能量需求，又不会给身体造

维生素的特点：人体需要的维生素主要靠食物提供；维生素调节人体生理活动；怕光、热、湿气、空气，需注意"保鲜"措施；不需要经过代谢即可发挥作用；人体所需维生素量微小，大多自身不能合成

成不良的影响。

第五，大多数维生素都是很敏感的物质。也就说，很多的维生素都比较"脆弱"，遇到光、热、湿气、空气就会立刻遭到破坏。

平衡膳食，科学补充维生素

对于一般人来说，在平衡膳食的基础上，能够科学地补充我们身体所需的维生素，是非常有必要的。我们可以根据自己的缺乏症状进行相应的选择，当查清楚身体缺了哪种维生素时，就要有针对性地补充哪种维生素。比如，患有夜盲症时，要及时补充维生素 A；患上了脚气时，要用维生素 B_1；而出现糙皮病时，要补充烟酸（维生素 B_3）；有坏血病时，要及时补充维生素 C；患佝偻病时，要注意补充维生素 D。

如果不是很严重的维生素缺乏症状，可以自行通过饮食来进行调节和补充。而我们都应该知道，除了维生素 D 之外，所有的维生素都不能在我们的体内进行自我合成，那么，除了一些制剂药片之外，平日里，我们必须从食物当中来摄取所需要的维生素。事实上，维生素的食物来源比矿物质的食物来源更为广泛，它几乎蕴藏在所有的动植物食品当中，比如各种蔬菜、瓜果、粮食作物、菌类以及动物肝脏等。在一日三餐当中适当地摄取这些食物，基本上不用担心会出现维生素过量或不足的现象。不过，值得注意的是，食物当中的维生素容易随着加工、运输等过程而大量丢失，所以，我们在烹饪以及储存食物的时候，一定要注意尽可能地减少维生素的损失。同时也提醒大家在使用维生素药物制剂时，应注意安全用量，要在国家规定的安全范围内进行补充，以免引起不必要的身体损害。

我们常见的大多数新鲜蔬菜和水果当中，都含有丰富的多种维生素，是人体维生素的重要来源。如各类绿叶蔬菜中含有丰富的维生素 B_1、维生素 B_2、维生素 C 等。有资料

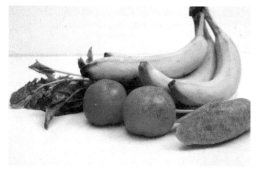

各种水果和蔬菜是人类获取维生素的主要来源。

提示，每天吃 200 克的苹果，相当于为身体补充了 300 毫克维生素 C 以及 250 毫克维生素 B_1；每天吃 200 克油菜，相当于为身体摄入了 600 毫克的维生素 B_1 还有 70 毫克维生素 E。此外，像菠菜、西红柿、黄瓜、橘子、香蕉、胡萝卜等蔬菜和水果当中，都含有大量的维生素，想要为自己的身体适时补充所需要的维生素，就要多多注意在自己的三餐当中安排这些类型的食物。

菠菜

香蕉

西红柿

维生素

橘子

胡萝卜

夜视力和角膜保护神——维生素 A

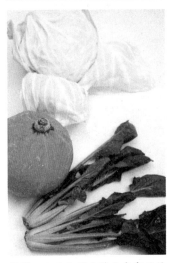

菠菜、南瓜和圆白菜含丰富的维生素 A，可以保护你的眼睛。

维生素 A 也叫作视黄醇，被称为保护眼睛的维生素、抗眼干燥症维生素，是一种脂溶性维生素，是视觉细胞中感光物质视紫红质的重要组成部分。具有抗氧化、防衰老以及保护心脑血管的作用。更重要的是，还可以保持我们的视力处在正常状态，预防夜盲症和眼干燥症。

维生素 A 因为治疗夜盲症而被发现，是眼睛保持健康的重要营养素。维生素 A 缺乏现象在孩子当中十分普遍，目前全球每年约有 50 万名儿童因严重缺乏维生素 A 而导致失明。

维生素 A 能够参与糖蛋白的合成，这对于上皮的正常形成以及发育还有维持非常重要。当维生素 A 不足或缺乏时，就容易引起糖蛋白合成中间体的异常，进而造成上皮基底层增生变厚，出现细胞分裂加快、张力原纤维合成增多等现象，从而出现表面层出现细胞变扁、不规则、干燥等情况，从而使鼻、咽、喉以及其他呼吸道、胃肠和泌尿生殖系内膜角质化，变得易于感染。而过量摄入维生素 A，对上皮感染的抵抗力并不随剂量而增高。

维生素 A 缺乏引起的影响

（1）畏光、视力减退、视物模糊、眼睛干涩、眼神呆滞，长期缺乏维生素 A 可导致夜盲症、眼干燥症、角膜溃疡、穿孔、失明等诸多眼疾。

（2）抗病能力降低，抵抗力下降，易患感冒、胃溃疡等。

（3）生殖功能下降。

（4）皮肤干燥、粗糙，皮肤毛囊角化症，指甲出现深凹明显的白线，头发枯黄、干涩、易脱落，皮肤因过度角化而产生毛囊丘疹或出现大量的粉刺。

（5）生长发育变得缓慢，体弱多病，尤其多见于儿童和青少年当中。

（6）骨骼和牙齿发育不良，比如牙龈炎、儿童牙齿的珐琅质不佳、齿龈增生与角化，影响牙釉质细胞发育，使牙齿停止生长。

（7）记忆力减退、烦躁、容易失眠。

食物来源

（1）动物性食物：肝、肾、奶油、蛋黄、牛乳、乳制品、黄油、冰激凌、鱼类、牡蛎以及贝类等。

（2）植物性食物：萝卜、芦笋、番茄、菠菜、包心菜、南瓜、香瓜、甘薯、青江菜、裙带菜等黄绿色蔬菜，以及甜瓜、杧果、杏仁等新鲜水果。

注意补充维生素C，解决困倦疲劳、牙龈出血

维生素C又被称为抗坏血酸，是一种水溶性维生素。在人体内无法自行生成，只能从食物或药物当中获取。在所有的维生素中，维生素C是最不稳定的一种，易被氧化和分解，尤其是在贮藏、加工和烹煮时最容易遭到破坏。

维生素C的功效很多，它可以防治坏血病，被称为"抗坏血因子"；能够防治普通感冒，所以，在感冒期间要为身体多补充一些维生素C。维

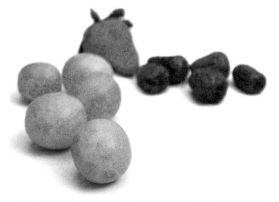

柠檬、草莓和大枣都含丰富的维生素C，要想补充维生素C就多吃它们吧。

生素C还能够预防多种病菌感染，增强身体的免疫力；可以促进伤口的愈合，加速手术后的恢复；能够降低血液中胆固醇的含量，降低静脉血栓发生的概率；还可以防止致癌的亚硝胺在体内的形成，有抗癌的作用；更加神奇的作用，就是维生素C可以有效地防治牙龈出血；此外，维生素C还能够帮助我们的身体有效地吸收铁质，分解叶酸；此外，在有效养护皮肤、消除雀斑以及皱纹等方面维生素C也有很好的效果，同时，维生素C还能够促进神经递质的合成，可以防治高血压等疾病。

维生素C缺乏的影响

我们的身体每天摄取的维生素C如果少于10毫克，2～3个月之后就有可能发生维生素C缺乏症。早期主要表现为乏力、食欲差、体重减轻、性情暴躁、下肢肌肉或关节疼痛；毛囊周围充血、溢血、紫斑，继之毛囊肿胀与肥厚，使皮肤更显粗糙；牙龈肿胀、发红、疼痛和出血；常伴有贫血、浮肿、伤口愈合缓慢而易出现继发性感染。如果让这些症状持续4～7个月，就有可能转为坏血症，这是人体因大量缺乏维生素C而出现贫血和出血的病症，严重的会威胁到我们的生命。

食物来源

（1）动物性食物：肝、肾、血液等。

（2）植物性食物：木瓜、酸枣、柑橘、鲜枣、草莓、金橘、大蒜、龙须菜、青椒、西红柿、菠菜、萝卜叶、卷心菜、马铃薯、荷兰豆、艾菜、笔头菜、荠菜等。

需要注意的是，对于化学性质活泼的维生素C，我们要在烹调食物时，多多注意烹调的方式。如果选择炖菜，维生素C的损失率为8.1%～33.5%，时间越长损失越多。选择煮菜，维生素C的损失率为15.3～19%，煮熟后所保有的维生素C有50%左右在菜汤里面，所以要喝汤，不然就会浪费掉其中的维生素C。

多晒太阳，吸收维生素 D，强身健骨有功效

我们常听人说，"晒晒太阳补补钙"其实，晒太阳不是直接补钙，而是在促进维生素 D 的生成和提高其工作效率，然后利用维生素 D 来促进人体对钙的吸收。而维生素 D 也并不只有帮助我们补钙这一个功能。维生素 D 的功效很多，它可以控制体内钙、磷的代谢、吸收，促进钙的吸收，促进骨骼的正常生长，预防骨质疏松、小儿佝偻病以及成人骨软化症等；还可以有效地降低胰岛素的耐受性，预防、缓解心脏病。此外，维生素 D 对呼吸器官，尤其是肺也有一定的保护作用，有助于保持呼吸的顺畅；同时还能够减少癌细胞的发生和肿瘤的恶化概率，抑制前列腺癌，降低发生结肠癌、乳腺癌、卵巢癌的风险。

维生素 D 缺乏的影响

（1）儿童生长迟缓、佝偻病、全身代谢障碍、夜间惊啼、头部多汗、烦躁不安、肠内胀气引起腹部膨大、骨骼畸形、骨骼疼痛等骨骼疾病。

（2）降低了血清钙浓度，使得神经肌肉兴奋性增强，引起肌肉疲软、局部或全身肌肉痉挛。

（3）成人骨软化症，多见于哺乳期妇女和体弱多病的老人。

（4）儿童罹患幼年型糖尿病，儿童肥胖症、发育过快。

（5）先天性白内障、儿童高度近视、角膜溃疡、角膜实质炎等眼部疾病。

食物来源

（1）动物性食物：鱼肝油、鱼、蛋、奶酪、动物肝脏等。

（2）植物性食物：谷物和蔬菜几乎不含维生素 D，但新鲜蔬菜中的麦角固醇经紫外线照射后可转化成麦角钙化醇，即维生素 D_2，酵母、干菜中也富含维生素 D_2。

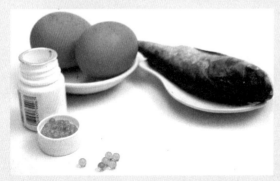

补充维生素 D 有很多途径，可以吃维生素 D 胶囊，也可以多食鱼类和蛋类，这两种方法都能为身体补充足量维生素 D。

维生素 D 属于一种脂溶性维生素，包含着五种化合物，对健康关系较为密切的是维生素 D_2 以及维生素 D_3。它们的特性具体为：仅仅存在于部分天然的食物当中，在受到紫外线的照射后，可以转化为维生素 D。

尤其是正值发育期的青少年儿童需要补充足量的维生素 D，因为维生素 D 对骨骼的生长有着非常重要的作用。此外，40 岁以上的人也需要注意补充维生素 D，因为这类人群容易患退化性关节炎。对于经常夜间工作的人群还有老年人以及妊娠期或哺乳期的女性，也都需要适当地补充维生素 D。此外，饮食不规律的人容易营养不均衡，也需要补充维生素 D。

维生素 E：抗衰老明星

维生素 E，也叫作生育酚或产妊酚，还被人们称为"长生不老丹"，因此，倍受女性群体的青睐。维生素 E 是一种淡黄色的油状物质，在无氧的碱性环境中能够保持稳定，抗热性强，是一种脂溶性维生素，人体不能自行生成。

维生素 E 非常容易丢失，它和其他脂溶性维生素不一样，在人体内贮存的时间往往比较短，一天当中摄取量的60%～70%都会随着排泄物被排出体外。所以，通常

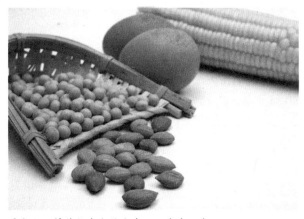

蛋类和油料作物中含维生素 E 很丰富，食用它们可以保证人体对维生素 E 的需求。

情况下需要每天补充适量的维生素 E。补充维生素 E 可以选用天然维生素 E，还可以选择维生素 E 复合剂两种，不过专家建议补充天然维生素 E。

维生素 E 参与某些细胞组织的多方面的代谢过程，可以有效地提高人体的免疫力，还可以防治贫血以及癌症等病症；此外，维生素 E 还能延缓细胞因氧化而出现老化，促进 DNA 和蛋白质的合成，从而延长细胞的寿命，增强人体的免疫活性，延缓血管以及组织的衰老；并且能够增强细胞的抗氧化作用，有利于维持各种细胞膜的完整性，保持膜结合酶的活力和受体等作用。

维生素 E 缺乏的影响

（1）新生儿尤其是早产儿血浆中如果维生素 E 的含量较低，就易出现氧化损伤，从而导致红细胞破裂，引起溶血性贫血。

（2）生殖功能障碍，如性功能衰退、睾丸萎缩及其上皮变性、不孕不育、先天性流产等。

（3）心肌异常，四肢无力，容易出汗。

（4）血液异常。

（5）疲倦，反应迟钝，没有精神。

（6）引发遗传性疾病以及代谢性疾病。

食物来源

（1）动物性食物：蛋类、鸡、鸭肫、肉类、鱼类等。

（2）植物性食物：植物油、麦胚、玉米、大豆、全麦食品、植物油、绿叶蔬菜、杏仁、榛子等。

❀ 不可或缺的矿物质 ❀

人体少不了矿物质

　　矿物质是人体所必需的七大营养素之一。虽然矿物质在人体当中的总量还不到体重的 5%，也不能够为我们的身体提供所需要的能量，可是，它们在人体组织的生理作用当中，却发挥着极其重要的功能。矿物质还是构成机体组织的重要原料，比如钙、磷、镁是构成骨骼、牙齿的主要原料。

　　在人体的新陈代谢过程中，每天都有一定数量的矿物质会通过粪便、尿液、汗液等途径被排出体外，因此，我们必须通过饮食予以及时的补充。但是，由于某些微量元素在我们的身体当中，其生理作用剂量与中毒剂量极其接近，因此如果过量摄入的话，不但无益反而还会对身体产生危害。

铁：可预防缺铁性贫血

　　铁以两种不同的形式存在于我们的机体当中，一种是"血红素"铁，它是血红蛋白的基本组成成分，而血红蛋白又是红细胞的组成成分；另外一种是所谓的"非血红素"铁，储存于体内，主要位于肝部。铁与蛋白质结合构成血红蛋白以及肌红蛋白，维持机体的正常生长发育，同时还参与体内氧气以及二氧化碳的转运、交换和组织呼吸过程，是体内许多重要酶系的组成成分。

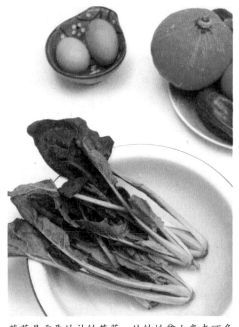

菠菜是重要的补铁蔬菜，缺铁性贫血患者可多多食用。

　　如果铁摄入不足很容易引起缺铁性贫血，导致人身体虚弱、皮肤苍白，易出现疲劳、头晕、对寒冷过敏、气促、甲状腺功能减退等症状。对女性而言，由于月经的原因，铁的损失要比男性多一些，因此女性更容易出现贫血现象，所以在自己一日三餐的膳食当中要注意及时补充富含铁的食物。成年女子每日铁供给推荐量为 18 毫克。在我们的膳食当中，铁的良好来源主要有：肝脏、牛肾、甘蔗、鱼子酱、鸡内脏、可可粉、鱼类、马铃薯、精白米、黄豆、菠菜、莴苣、韭菜、糙米、大米、小米、麦麸、芝麻、海带、猪腰子、杏仁等。大家可以根据个人喜好以及身体状况进行选择，合理搭配于三餐之中来辅助铁的吸收与补充。

锌：胎儿发育的"生命火花"

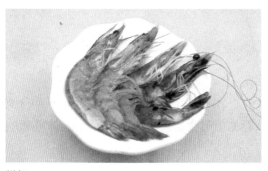

鲜虾

锌的主要生理功能是参与蛋白质、碳水化合物、脂类、核酸的代谢，维持细胞膜结构的完整性，促进机体的生长发育和组织再生，保护皮肤和骨骼的正常功能，促进智力发育，改善正常的味觉敏感性。

锌对孕妇和婴儿的影响很大，可以说，锌是胎儿发育的"生命火花"，孕早期缺锌容易引起流产；孕晚期缺锌容易引起早产和畸形儿，其中最多的畸形为中枢神经系统；暂时缺锌在很大程度上能够影响到胎儿将来的智力发育。

儿童缺锌常伴有神志淡漠、反应迟钝、注意力涣散、学习困难、多动、智力降低、认知行为改变等症状，尤其是抽象思维能力降低、异食癖。缺锌还可能影响视觉与听觉功能，适应能力、感音性耳聋与缺锌也有关。

因此，我们需要在一日三餐中注意锌元素的及时补充。锌主要是通过饮食补充，食物中含锌量多的食物有牡蛎、麦芽，其次是瘦肉、鲜虾、鱼类、牛奶、核桃、花生、大豆、芝麻、紫菜、动物肝脏等。

钙：担负生命重要的生理功能

钙元素在人体中承担着重要的生理功能，是人体不可缺少的微量元素，对骨骼的生长发育有着重要作用。孕妇缺钙，可使胎儿骨骼发育畸形；婴儿缺钙，易患佝偻病；儿童缺钙，影响骨骼的发育等。中年女性由于对钙的吸收能力差，再加上钙的排出量增加，就容易缺乏钙质，进而容易发生骨质疏松，出现腰、背、腿痛或肌肉痉挛等症状。

长期缺钙会造成人体钙代谢紊乱，引发甲状旁腺功能亢进。中年女性的许多不适症，诸如骨质疏松、食欲不振、情感淡漠、心律失常、记忆力衰退、手足麻木、肌肉痉挛、多汗多尿、易疲劳、抽搐、瘙痒等，大多与长期钙供应不足有关。

补钙不一定非要吃钙片，可以多喝些骨头汤、牛奶、豆浆，多吃些豆腐、豆制品、虾皮等含钙丰富的食物。绿色蔬菜如油菜、香菜、空心菜、芹菜、香椿的含钙量也很高，吸收与利用率也高，且胆固醇含量低。

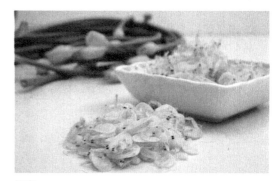

虾皮

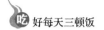

大名鼎鼎的第七类营养素——膳食纤维

膳食纤维：人体的"清道夫"

膳食纤维是食物在人体中被消化的过程中，那些难以被消化部分的总体。

纤维素虽然不能够被人体吸收掉，但是它有着良好的清理肠道的作用，被人们称为"肠道清道夫"，并因此成为营养学家推荐的第七大营养素，是有利于人体健康的食品。

食物纤维素主要包括粗纤维、半粗纤维以及木质素。食物纤维素是一种不被身体消化和吸收的物质，在过去被人们认为是"废物"，但是，随着技术的发展与知识的提升，现在，人们认识到它在保障人类健康、延长人类的生命方面有着非常重要的作用。

膳食纤维对人体的作用

（1）有助于肠内大肠杆菌合成多种维生素。

（2）纤维素比重小、体积大，在胃肠当中占据的空间比较大，能够使人产生饱腹感，有利于帮助减肥人士有效减轻体重。

杂粮

（3）纤维素的体积比较大，进食后可以有效地刺激胃肠道，使消化液分泌增多，同时也使胃肠道的蠕动增强，可以有效地防治糖尿病以及便秘等病症。

（4）高纤维饮食可以通过胃排空延缓、肠转运时间改变、可溶性纤维在肠内形成凝胶等作用而使糖的吸收速度减慢，而且还能够通过减少肠激素，如抑胃肽或胰升糖素的分泌，来达到减少对胰岛 B 细胞的刺激，减少胰岛素释放与增高周围胰岛素受体敏感性，进而能够使葡萄糖的代谢增强。

（5）糖尿病患者进食高纤维饮食，不仅可以有效地帮助自己改善高血糖的现象，减少胰岛素和口服降糖药物的应用剂量，还有利于减肥，并且可以防治便秘、痔疮等多种疾病。

纤维素的主要生理作用是吸附大量的水分，来增加粪便量，促进肠道的蠕动，加快粪便的排泄，使致癌物质在肠道内的停留时间大大地缩短，最大限度地减少致癌物质对肠道的不良刺激，从而达到预防肠癌的功效。

中国营养学会建议，每个人每天都应该摄入 30 克左右的膳食纤维，但是，事实上我们很多人每天的三餐当中，纤维素的摄入量只有 10 克左右，所以，营养学家建议平日的三餐当中，要多吃全谷类的食物，比如：玉米、小米、高粱米、紫米，来替代经过精细研磨的大米等食物。另外，三餐里多吃一些有长茎的蔬菜，像芹菜、菠菜等，可以有效地帮助我们增加膳食纤维的摄入。

可溶性膳食纤维降低餐后血糖

通过之前的了解，我们都已经知道膳食纤维是目前营养学界认定的第七类营养素，为了保持健康的体魄，我们需要在三餐当中，适当地摄取膳食纤维。而根据膳食纤维在水中的溶解性，我们可以将之划分为可溶性纤维以及不可溶性纤维两大类。其中，可溶性纤维能有效降低餐后血糖水平，还可以有效地帮助患者缓解腹泻的症状。可溶性纤维主要包括水果中的果胶，海藻中的藻胶以及魔芋中的葡甘聚糖等。

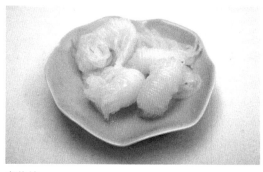
魔芋丝

魔芋是我们日常生活中常吃的食物，其中就含有大量的可溶性膳食纤维。魔芋丝是由魔芋做成的，魔芋主要产于四川地区，它的主要成分就是葡甘聚糖，能量非常低，吸水性又比较强，在进入身体后，吸水后可以膨胀 300~500 倍。很多科学研究表明，魔芋能有效降低血脂和血糖，同时还具备良好的通便作用。

不可溶性膳食纤维防治便秘

讲过了可溶性膳食纤维的好处，其实，不可溶性膳食纤维在我们的身体当中也有其特有的积极作用。首先，不可溶性膳食纤维可促进胃肠道的蠕动，加快食物通过胃肠道的速度，减少大量食物在胃肠当中的沉积，有效缓解胃肠的工作负担。除此之外，不可溶性膳食纤维在大肠中能够吸收水分、软化粪便，从而起到很好的防治便秘的作用。

人体的消化道当中本身没有能够消化膳食纤维的酶，所以，对人体来说，膳食纤维的存在没有什么直接营养价值。但是，膳食纤维具有刺激胃肠蠕动、吸纳毒素、清洁肠道、预防疾病等多种不可低估的功能，是其他营养素所无法替代的。所以，出于健康的考虑，我们要在三餐当中采取粗细搭配的健康饮食方式，尽可能地多吃一些富含膳食纤维的食品，如糙米、纤维蔬菜（胡萝卜、扁豆、韭菜）等。当然，同其他营养素一样，食物纤维虽然对我们的身体健康有很大的帮助，在一日的三餐当中也比较容易摄取，但是，有一点我们应该清楚，那就是膳食纤维的摄入量也不适合过多，否则就会在一定程度上影响到身体对矿物质的吸收。不管是哪种营养的补充，适量就好，太过则会物极必反，不但不能防病治病，还容易对身体产生其他的伤害。

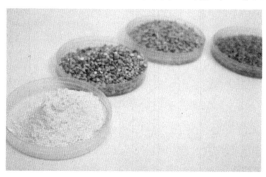
糙米杂粮

五色食物是营养的最佳来源

红色食物：抗衰老，保护心血管

食物中的红色源于番茄红素、胡萝卜素、铁以及部分氨基酸。红色食物是优质蛋白质、碳水化合物、膳食纤维、B族维生素还有多种无机盐的重要来源。红色食物能够帮助我们减轻疲劳，驱寒保暖，可以让人精神抖擞，增强自信。红色食物最大的优点在于它们都是富含天然铁质的食物，比如我们常吃的樱桃、大枣、红苹果等，都是贫血患者的天然良药，也适合女性经期失血后的滋补。

红色食物的功能

（1）红色食物一般具有极强的抗氧化性，它们富含番茄红素、丹宁酸等，可以有效地保护细胞，具有抗衰老的作用。

（2）红色食物除了能够为人体提供丰富的优质蛋白质以及大量的无机盐、维生素以外，还能为身体提供必需的微量元素，这些营养可以大大增强人的心脏功能。因此，经常食用一些红色果蔬，对于增强心脑血管的活力、提高淋巴免疫功能等都颇有益处。

（3）红色食物能够加快人体的新陈代谢，促进血液的循环，增强人体的免疫力，对身体虚弱或者患病的人有着积极的辅助作用。

（4）红色食物加快代谢的作用也被一些人用来减肥，加快食物中以及体内脂肪的燃烧速度，我们常见的红色的辣椒就具有这样的效果。

（5）颜色较浅的胡萝卜所含的胡萝卜素可以转化成维生素A，能够护卫呼吸道黏膜等人体上皮组织，可以有效地增强人体抵御感冒等疾病的能力。

（6）红色食物还能够帮助我们在一定程度上降低血脂，预防心脑血管疾病的发生。

代表食物

红色食物的主要代表有胡萝卜、番茄、红豆、红薯、红苹果、红枣、山楂、草莓等。

蓝色食物：强大的抗肿瘤功能

蓝色的食物在我们的生活当中并不常见，接触的也比较少，但是，却是不可多得的有益食品。蓝莓就属于纯粹的蓝色食品，它含有细菌抑制因子、叶酸等。蓝莓在40多种水果、蔬菜中抗氧化能力是最强的。除了蓝莓和一些浆果类以外，一些白肉的淡水鱼原来也属于蓝色的食物。蓝色的食物能够起到镇静神经的作用，还可以有效延缓机体衰老。虽然说蓝色的食物有镇定的作用，但如果吃得太多也会适得其反，这是因为冷静过度容易令人情绪低落。所以说，为了避免失控，当我们在进食蓝色食物时，可以适当地搭配一些橙色的食物，如用香橙之类搭配蓝莓一起食用。

蓝色食物具体功能

（1）蓝色食物中的海藻多糖有抗肿瘤、抗艾滋病的功能。

（2）蓝色食物有健体强身、帮助消化、增强免疫力、美容保健、抗辐射的作用。

（3）蓝色食物还具有瘦身的功效。

代表食物

蓝莓、淡水鱼、海藻类的海洋食品。

白色食物：提升免疫力

白色食物中含有丰富的蛋白质及10多种营养素，当它们被身体消化吸收后，可以有效地维持生命和身体的各项活动。

白色食物的具体功能

（1）白色食品中含纤维素及一些抗氧化物质，具有提高身体免疫力，预防溃疡病、胃癌和保护心脏的作用。

（2）如豆腐、奶酪等白色食品，都是含钙质丰富的食物，经常在三餐当中吃一些白色的食物能够让我们的骨骼更健康。

（3）各种蛋类以及牛奶制品还是富含蛋白质的优质食品，而常吃的白米，则富含碳水化合物，它是饮食金字塔坚实根基的一部分，更是身体不可或缺的能量食物之一。

（4）白色食物还属于一种安全性相对较高的营养食物。它的脂肪含量相对于红色食物中的肉类来说要低得多，在三餐当中搭配白色食物十分符合科学的饮食方式。特别是高血压、心脏病、高脂血症、脂肪肝等疾病的患者，三餐中适量食用白色食物对于健康的维护会更好一些。

（4）白色食物能够活化身体机能，引导出生命的基本原动力，并且能够将这种能源提升并保持，是维持正常生命所必不可少的。

（5）白色食物通常给人质洁、鲜嫩的感觉，对于调节视觉和安定情绪也有一定的作用，同时，在增强食欲方面有积极作用。

代表食物

大米、面粉、豆腐、奶酪、冬瓜、白萝卜、花椰菜等。

黄色食物：延缓肌肤老化，调节血脂、血糖

黄色食物属于高蛋白、低脂肪食品中的佳品，最适合患有高脂血症的中老年人食用。黄色源于胡萝卜素以及维生素C，二者的功效都十分广泛而强大，在延缓衰老、提高身

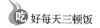

体免疫力、维护皮肤健康等方面作用显著。

黄色食物具体功能

（1）可刺激胃肠蠕动，加速粪便成形和排出，防治便秘、肠炎和肠癌。

（2）还可调节血脂，在一定程度上预防高血压和冠心病的发生。

（3）能强化消化系统功能，同时还能清除血液中的毒素，使皮肤变得光滑细嫩。

（4）具有益气健脾、健脑益智、保护心血管的作用。

代表食物

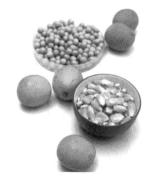

玉米、黄豆，以及水果中的橘、橙、柑、柚等。

这里要提醒大家的是，玉米中所含的胡萝卜素、黄体素、玉米黄质都属于脂溶性维生素，加油烹煮能够很好地促进身体的吸收。现在在超市等地方卖的玉米罐头，能够为我们提供方便烹调使用的黄色食物，不过玉米易受潮发霉而产生黄曲霉素，所以在保存的时候，要注意置于阴凉干燥的地方。

玉米、黄豆、金橘和橙子都属于黄色食物。

黑色食物：抗氧化，补脑健脑

黑色食物都是滋阴的佳品。黑色食物来自天然，所含有害成分极少，营养成分齐全，其中含有促进皮肤新陈代谢以及抗衰老的抗氧化物质——硒，另外，还含有人体所需的多种氨基酸，还含有铁、锰、钙等多种微量元素。

黑色食物具体功能

（1）滋养身体，强化免疫力，还能够有效改善虚弱体质，使我们的体内得到净化的同时，还可以有效地提高身体的自然治愈能力。

（2）可以促进激素分泌以及协调身体平衡，美肤效果出类拔萃。有滋肤美容、乌发的作用。

（3）可以明显减少动脉硬化和冠心病。乌骨鸡、黑木耳、黑芝麻等是很常见的黑色食物。

（4）清除体内自由基的作用。

（5）抗氧化、降血脂的作用。

代表食物

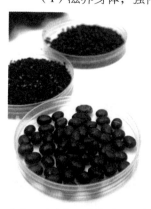

黑米、黑豆和黑芝麻属于黑色食物。

黑芝麻、黑豆、黑米、黑荞麦、黑枣、黑葡萄、黑松子、黑香菇、黑木耳。

第三章

每天吃什么，
选对食材不生病

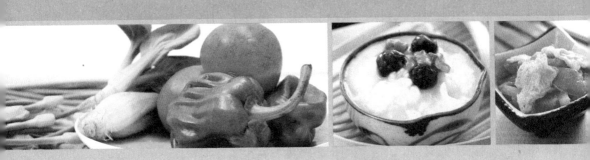

❀ 每天一餐应有一菌 ❀

多食银耳能够补养身体，延缓衰老

银耳的营养价值很高，被人们誉为"菌中之冠"，既是名贵的营养滋补佳品，又是扶正强壮之补药，是传统的滋补珍品。

银耳有滋阴清热、润肺止咳、养胃生津、益气和血、补肾强心、健脑提神、消除疲劳等功效，可以用于治疗虚劳咳嗽、痰中带血、虚热口渴、大便秘结、妇女月经不调、神经衰弱、心悸失眠、老年慢性支气管炎、肺源性心脏病等症，此外，银耳对白细胞减少症、慢性肾炎、高血压以及血管硬化症也有一定的疗效。

银耳

银耳滋润而不腻滞，具有安眠健胃、补脑、养阴清热、润燥的神奇功效，对阴虚火旺等温热滋补的病人来说，是一种良好的补品。银耳适合炖食，滋补效果很好，平时可以和枸杞一起炖，方法比较简单，而且效果良好。

« 搭配宜忌

✓ 银耳适合和雪梨、莲子、山楂搭配，有美容、补血、养颜的功效；和菊花搭配有清肝明目、解毒的功效。

✗ 银耳不宜和白萝卜搭配，易患皮炎。

选购技巧 白色且微微发黄，耳朵大并且松散，耳肉厚，耳朵形状完整，蒂头没有任何杂质的为上好的银耳。同时，摸起来是干硬的，闻起来没有刺激气味的为好银耳。

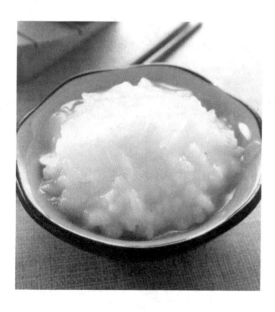

银耳粥

原料

银耳 20 克，粳米 100 克，冰糖 20 克。

做法 ➜

① 银耳用温水发透，除去硬蒂、杂质，撕成瓣状。

② 粳米洗净。

③ 将粳米、银耳同放锅内，加水适量，用大火烧沸，再用小火煮 30 分钟。

④ 加入冰糖，搅匀即成。

适宜人群　适合阴虚火旺、免疫力低下、身体虚弱、内火旺盛、虚痨、癌症、肺热咳嗽、肺燥干咳、胃炎等患者食用，对于老年慢性支气管炎以及大便秘结的患者也十分适用。外感风寒以及患有出血症或糖尿病的患者慎用。

香菇：食用菌中的抗癌明星

香菇中含有的某些物质，可以提高人体免疫力，有助于预防和治疗癌症。香菇中所含的香菇多醣体可增强人体免疫力，强化自然杀伤细胞，从而改善免疫功能，预防和治疗癌症。自然杀伤细胞能识别被病毒感染的细胞和癌细胞，并将其杀灭。实验显示，食用香菇

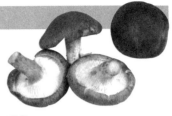

香菇

多醣体7天的实验鼠在接受癌细胞注射后，95%的肿瘤被抑制；而已患癌症的实验鼠在食用香菇多醣体后，其肿瘤缩小了85%。

适宜人群　一般人群均可食用。气虚头晕、贫血、白细胞减少和自身抵抗力下降的人群以及年老体弱者宜食；高脂血症，高血压，动脉硬化症，糖尿病，肥胖者宜食。

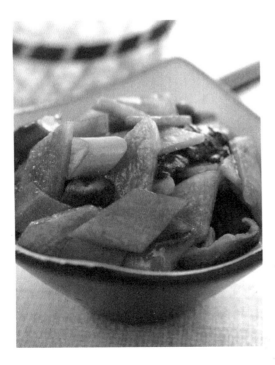

山药烩香菇

原料

山药300克，新鲜香菇100克，胡萝卜100克，红枣10克，香葱、酱油、胡椒粉、精盐各适量。

做法

❶ 胡萝卜洗净，切片；香菇洗净，切片；红枣洗净，泡水。葱洗净，切段；山药洗净，切成片。

❷ 锅中倒入油烧热，爆香葱段，放入山药、香菇及胡萝卜炒匀。

❸ 放入红枣及酱油，中火焖至山药、红枣熟软，再加入精盐和胡椒粉调匀，即可。

选购技巧 香菇通常以体圆，齐整，质干脆而不碎为最优，在挑选时要先看香菇的大小。大小一致的为好。其次观察颜色，香菇背面条纹颜色如果是白黄的，那么就是当年的新菇，如果颜色呈现出紫红色则是陈货。

《 搭配宜忌

✅ 香菇和木瓜搭配可以降压减脂，香菇和豆腐搭配可以健脾养胃，增加食欲。

❌ 香菇不宜和鹌鹑肉、鹌鹑蛋搭配，两者搭配容易使面部长黑斑；香菇和番茄搭配会破坏类胡萝卜素，降低食物的营养价值。

木耳：尘埃污染行业工作者的保健食品

木耳

《本草纲目》记载，木耳味甘，性平，有排毒解毒、清胃涤肠、和血止血等功效。现代研究表明，木耳中所含的植物胶质，有较强的吸附力，可清除残留在人体消化系统的灰尘、杂质等，从而起到清洁血液及帮助消除体内毒素的作用。尘埃污染行业工作者长期处于污染环境中，对肠道等难免造成污染，所以此行业工作者应该多食木耳，通过食物清理肠道，是比较安全的一种方式。木耳富含碳水化合物、胶质、纤维素、葡萄糖、胡萝卜素、维生素、铁、钙、磷等多种营养成分，具有滋养脾胃、益气强身、舒筋活络、补血止血之功效。

《 搭配宜忌

✅ 木耳与肉类搭配，有利于营养素的吸收。

❌ 木耳不宜与田螺同食，寒性的田螺，遇上滑利的木耳，不利于消化。

适宜人群 一般人群均可食用。适合心脑血管疾病、结石症患者食用，特别适合缺铁的人士、矿工、冶金工人、纺织工、理发师食用，孕妇不宜多吃。

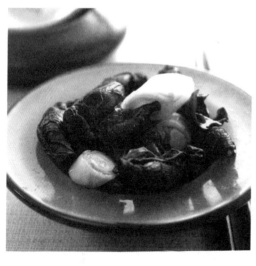

葱香木耳

原料

干木耳10克，小葱1根，盐、油、牛肉粉各适量。

做法

❶小葱切段，木耳泡发备用。锅内倒油烧热，放入葱白部分煸炒，煸炒至葱白微微焦黄，放入木耳煸炒片刻。

❷放入盐调味，再放入小葱叶一同煸炒。

❸最后加入牛肉粉调味，葱叶变软即可出锅。

金针菇：食用菌中的"益智菇"

金针菇菌盖滑嫩、柄脆，它以营养丰富、味美适口而著称于世。特别是凉拌菜和火锅的上好食材，其营养丰富，清香扑鼻，味道鲜美，深受大众的喜爱。

金针菇含多种氨基酸，其中有八种为人体必需氨基酸，特别是赖氨酸和精氨酸含量尤其丰富，赖氨酸是人体必需氨基酸之一，有提高智力、促进生长、增强体质的功效，金针菇对儿童的身高和智力发育有良好的作用，人称"增智菇"。

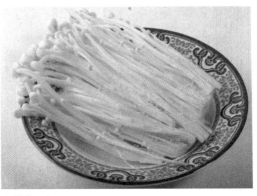

金针菇

锌对孩子的智力有很大影响，而金针菇中含有丰富的锌，通过食用金针菇来补充锌的效果很不错。

金针菇能有效地增强机体的活力，促进体内新陈代谢，有利于食物中各种营养素的吸收和利用，对生长发育大有益处，非常适合处在生长发育期的儿童和青少年食用。

《 搭配宜忌

✅ 金针菇适合和牛肉、豆腐、西蓝花一起食用，可以增强肝脏解毒能力、提高机体免疫力。

❌ 金针菇和牛奶搭配，易引发心绞痛。

适宜人群 一般人群均可食用，尤其适合气血不足、营养不良的老人、儿童、癌症患者、肝脏病及胃肠道溃疡、心脑血管疾病患者食用；脾胃虚寒者不宜多吃金针菇。

选购技巧 首先要挑选颜色看起来微黄、均匀、不存在杂色的金针菇，如果颜色太黄的话，很有可能是已经长老了，会影响口感和营养度。有的金针菇可能被黑心的商家用硫黄熏过，所以，我们在购买时要先闻一闻，如果闻到了臭鸡蛋样刺鼻味道就不要购买了。

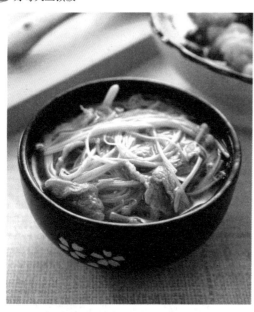

金针菇肥牛汤

原料

肥牛150克，金针菇50克，食用油、食盐、葱、姜、香菜、白芝麻各适量。

做法

① 将金针菇洗净，姜切片，葱切丝，香菜切段备用。

② 热锅下油，将葱、姜爆香。

③ 加入清水，先熬汤，再下入金针菇煮开，调一下咸淡口味。

④ 下肥牛片煮开，添加葱丝和香菜段，关火，出锅前撒上白芝麻即可。

❁ 名贵食材的平民替身 ❁

燕窝：豆腐、银耳也能替代

众所周知，燕窝是滋补圣品，但对于寻常百姓家来说，却是一个奢侈品。因为其很稀有，所以价格昂贵，令普通人很难接受。其实，在日常食材中就可以找到燕窝的平民替身，那就是豆腐和银耳。

燕窝中的许多营养价值都体现在它所含的蛋白质上，而事实上我们常见的豆制品才是真正富含蛋白质且营养丰富的食物。第一，大豆及豆制品的蛋白质含量很高；第二，在植物性食品里，豆制品的氨基酸构成相对来说较合理。

除了豆制品之外，银耳也可以作为燕窝的替代品。从整体上说，银耳的营养成分不如豆腐高，但银耳中所含的一些黏液蛋白和纤维类的成分，是燕窝和豆制品无法比拟的。

《 搭配宜忌

✅ 豆腐与萝卜配伍，豆腐过食易导致腹痛、腹泻，萝卜有很强的助消化能力，同食有助于营养物质的消化和吸收。

❌ 豆腐不宜与菠菜、香葱配伍，两者同食易生成不易被人体吸收的草酸钙，形成结石。

适宜人群 豆腐一般人皆可食用，但豆腐性偏寒，因而胃寒者尽量少吃。消化性溃疡严重的病人不要食用黄豆、蚕豆、豆腐丝、豆腐干等豆制品。银耳中性温补，一般人均适合食用，但是外感风寒者要禁用。

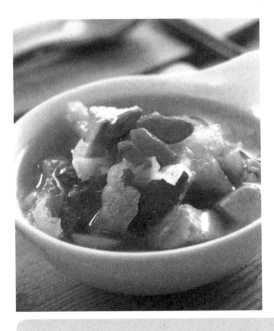

银耳豆腐汤

原料

干银耳 10 克，水豆腐 100 克，冰糖 10 克，枸杞子适量。

做法 ➡

1. 准备好银耳，泡发、撕小朵备用。

2. 银耳倒入砂锅，加适量冷水，大火煮开，小火炖煮 45 分钟。

3. 加入冰糖，炖至银耳出胶，汤羹浓稠，倒入枸杞子。

4. 将豆腐切块，放到碗中，盛入银耳，拌匀食用。

选购技巧 银耳的选购之前已经讲过，而豆腐，在选购时，最主要的是要闻气味，看颜色，白嫩无异味、不黏腻的豆腐就是新鲜豆腐。

海参：不如一天两个鸡蛋清

海参是很稀有并且相当昂贵的食物，海参里的主要营养成分是蛋白质，但检测证明，它所含蛋白质的质量却并不优质，也就是非完全性蛋白质。

日常生活中常吃的鸡蛋是最符合人体氨基酸模式的，可以说对人而言，鸡蛋的蛋白质品质最佳。而鸡蛋中的蛋白质主要来源于蛋清。

蛋清中大约 90% 的是水分，除了水之外，鸡蛋清中包含 40 种不同的蛋白质，每一种对身体都有很大好处。而且蛋清中的主要蛋白质为卵清蛋白，在身体酶的新陈代谢中扮演重要角色，并起到储存蛋白质的作用。

此外，蛋清还包含锌、铁、铜、磷、钙和钾等矿物质。这些矿物质对头发、指甲、骨骼和牙齿健康都是必需的。

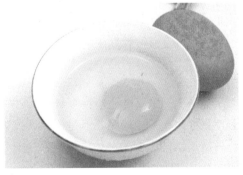

鸡蛋

《 搭配宜忌

✔ 一般食物都可以和鸡蛋搭配。

✘ 鸡蛋不可与豆浆同食，否则会降低二者的营养价值；鸡蛋与红薯相克，同食不易消化。

> **适宜人群** 一般人都适合，尤其适合婴幼儿、孕妇、产妇、病人食用；但是老年人、肾脏病患者、蛋白质过敏者忌用。

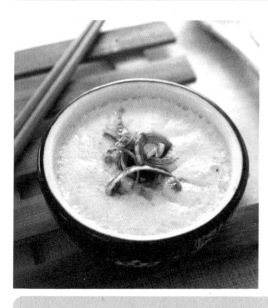

美味鸡蛋羹

原料

鸡蛋2个，香油、盐、蚝油、小葱各适量。

做法 →

① 碗里打两个鸡蛋，加清水和盐搅拌均匀，清水和鸡蛋的比例是1∶1.5。

② 放入蒸锅内，碗上面倒扣一个盘子，加盖蒸10~15分钟。

③ 小葱切末，拌入蚝油、香油。

④ 取出蒸好的蛋羹把拌好的小葱放在上面，吃的时候搅拌均匀即可。

选购技巧 一般新鲜鸡蛋蛋壳上会有一层霜状粉末，并且壳儿颜色鲜明，气孔也很明显，轻摇没有声音。如果是假鸡蛋看上去会更加漂亮，比真鸡蛋的外壳还要鲜艳，但是摸起来却是比较粗糙的，如果摇晃的话，会听到有声响。记住这些诀窍，你就不会买到过期和假的鸡蛋了。

人参：常吃萝卜赛人参

人参是补气的佳品，但是很多人很难承受人参的大补功效，比如说胃肠道功能虚弱的、体虚的人，还有年龄比较小的人，吃了人参会虚不受补，往往会出现流鼻血的现象。所以说人参的营养并不是十全十美，而且价格比较昂贵。选择和人参功能相近的萝卜来代替人参是比较明智。

白萝卜

《 搭配宜忌

✅ 萝卜宜与牛羊肉搭配同食。

❌ 萝卜不宜与蛇肉、人参、烤鱼、烤肉、橘子一起食用，若同时吃橘子等水果，可能会诱发和导致甲状腺肿。

萝卜里面的很多成分与人参是很接近的。中医理论认为萝卜味辛甘，性凉，入肺、胃经，为食疗佳品。可以治疗或辅助治疗多种疾病，本草纲目称之为"蔬中最有利者"。

胡萝卜所含的挥发性油脂可以促进

人体对脂肪的分解和吸收。其辛辣感具有开胃的作用，还可以"顺气"，也就是促进肠道的蠕动，尤其是白萝卜，利于通便。

此外，萝卜所含的成分可以阻碍致癌物亚硝酸胺产生，亚硝酸胺从硝酸盐变成亚硝酸胺的过程中，可以被萝卜里的一些成分阻断，从而起到了防癌的作用。这些作用人参是体现不出来的，所以说，吃人参不如吃萝卜。

 适宜人群 一般人群均可食用。但弱体质者、脾胃虚寒、胃及十二指肠溃疡、慢性胃炎、单纯甲状腺肿、先兆流产、子宫脱垂者不宜多食。

选购技巧 首先是颜色，常见的白萝卜是白色的，也有米白色的，如果带点儿泥土，则看起来是黄白色的。在挑选白萝卜的时候，最好挑选个头儿比较大的，而且形状比较规则的，这样的话便于剥皮。好的白萝卜，手感比较结实。如果拿起来，感觉比较轻的，那么里面可能已经空心了，已经失去了食用价值和营养价值。

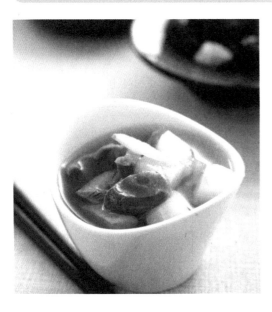

羊肉炖萝卜

原料

白萝卜50克、羊肉150克，姜、料酒、食盐各适量。

做法

① 将白萝卜、羊肉洗净切块备用。

② 锅内放入适量清水，羊肉入锅，开锅后五六分钟捞出羊肉，把水倒掉。

③ 重新换水烧开后放入羊肉、姜、料酒、盐，炖至六成熟。

④ 白萝卜下锅至熟，即可出锅。

鲍鱼：一天 1~2 袋奶营养已相当

鲍鱼属于十分昂贵的海鲜产品，鲍鱼的主要营养成分是蛋白质，以及其他海产品里所固有的钙、镁、钠、锌等微量元素。不过，它的胆固醇含量也是非常高的，而高胆固醇会导致痛风等终身性的富贵病。所以，对于普通人来说，完全可以选择其他食物来代替鲍鱼帮

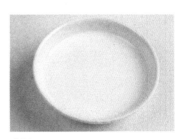

牛奶

我们的身体补充营养，而价格低廉、安全并且与鲍鱼营养十分相近的牛奶，便是极佳的替代品。

科学检测证实，牛奶当中的蛋白质十分优质，几乎接近完美的水平，牛奶中的蛋白质在进入人体之后，比较适合人体消化吸收和利用。鲍鱼当中所含的蛋白质量虽然说比牛奶要高出很多，脂肪的含量也少，但它所含蛋白质的水平却并没有比牛奶高，而其胆固醇的含量却高出牛奶十多倍，这样的情况，对于一些痛风患者或者是高血压、高脂血症患者来说，是比较危险的。

通过研究发现，鲍鱼中所含的矿物质也非常的丰富，但是这基本上是所有海产品都具备的特点，所以在这方面，用其他海鲜其实也是可以替代鲍鱼的。所以说，如果想要为身体补充鲍鱼营养的话，其实不必花高价去买鲍鱼来吃，一天饮用1~2袋奶，对于一般人来说营养已足够，如果能够在三餐当中再搭配一些我们日常常见的海产品，比如鱼虾之类的，那么就更完美了，可以不用吃鲍鱼就达到鲍鱼入腹的营养效果了，还不用担心高胆固醇所带来的威胁。

《 搭配宜忌

✅ 牛奶适宜和蜂蜜搭配，两者搭配能够缓解贫血症状，牛奶和黑豆搭配可以更好地吸收牛奶中的维生素 B_{12}。

❌ 牛奶不宜和红糖搭配，那样容易降低牛奶当中的营养成分。

适宜人群

牛奶一般人群均可食用，脱脂奶比较适合老年人、血压偏高的人群以及减肥人群，高钙奶适合中等及严重缺钙的人、少儿、老年人、易怒人群、失眠者以及工作压力大的女性。

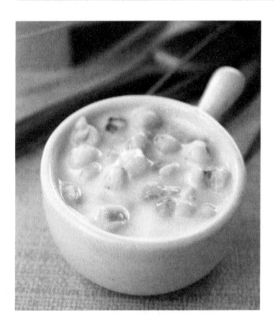

牛奶薏米粥

原料

薏米100克，牛奶200毫升，冰糖、植物油各适量。

做法 →

❶ 将薏米淘洗干净，用冷水最少浸泡两个小时，捞出沥干水放置一边备用。

❷ 开火，上砂锅，在锅中倒入适量冷水，将准备好的薏米还有冰糖依次放入锅中，滴入5~6滴植物油，用大火煮至薏米熟透。

❸ 加入备好的牛奶，再用大火煮沸即可出锅享用。

鱼翅不如猪脚

鱼翅中的成分以胶原蛋白为主，胶原蛋白的主要作用是美容、增加肌肤弹性。但胶原蛋白是一种不完全的蛋白质，它里面缺少一些成分，如色氨酸等，人体对其吸收并不好，所以用昂贵的鱼翅来补充胶原蛋白，并不是明智的选择。不如选择猪脚来替代，猪脚所含的成分与鱼翅十分接近。

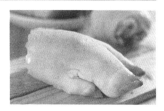

猪脚

猪脚中的胶原蛋白也很丰富，在烹调过程中可转化成明胶，它能结合许多水，从而能有效改善机体生理功能和皮肤组织细胞的储水功能，可防止皮肤过早褶皱，延缓皮肤衰老；猪脚含有的丰富的胶原蛋白，还可促进毛皮生长，防治进行性肌营养不良症，使冠心病和脑血管病得到改善，对消化道出血、失水性休克有一定的疗效。

《 搭配宜忌

✅ 猪蹄适宜和花生搭配，有催乳的作用；猪蹄和鱿鱼搭配有补气养血的功效。

❌ 不宜和梨搭配，对肾脏不利。

适宜人群 一般人皆可食用，尤其适合老人、妇女和手术后失血者；患有肝病疾病、动脉硬化及高血压病的患者应少食或不食为好。

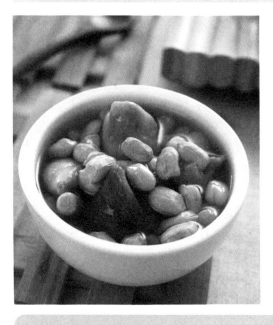

花生猪蹄汤

原料

猪蹄 200 克，花生 100 克，盐、葱、姜、料酒各适量。

做法 ——

1️⃣ 猪蹄斩大块，焯水，冲净浮沫备用。

2️⃣ 砂锅中加入适量水，水烧至将沸腾。

3️⃣ 放入飞过水的猪蹄、洗净的花生，葱、姜片、料酒。

4️⃣ 大火煮开，撇净剩余的浮沫，小火继续煮两三个小时。

5️⃣ 撒少许盐调味，出锅即可。

选购技巧 首先猪脚的颜色要尽量接近肉色，其次要用鼻子闻一下，看猪脚有没有刺激性味道或者是腥臭味。

主食多样才健康,五谷杂粮搭配吃

主食不能过于精细

　　"食不厌精,脍不厌细"是孔子《论语·乡党》中的话,但从营养学的角度分析,这句话是站不住脚的。不仅不能"食不厌精",还要在平日的三餐当中多食一些粗粮,这是帮助我们预防某些疾病的有效手段。

　　随着生活条件的改善,现在饮食的主要特点就是主食越来越细了,脂肪和快速消化的碳水化合物含量高,膳食纤维早已被当作渣滓去掉了。这些食物虽然都比较好消化了,但是油多了,维生素少了,对人身体有益的膳食纤维也逐渐地减少了。"粗粮"虽然吃起来有些粗,但是营养方面却一点儿都不比细粮差。比如,荞麦含有的赖氨酸是小麦的 3 倍,荞麦粉还含有丰富的 B 族维生素。无论

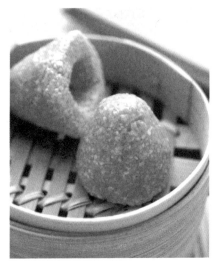

窝头

热量还是营养丰富程度,荞麦都高于小麦。再比如,小米中的胡萝卜素、B 族维生素含量很高;红薯中含有大量的铁和钙元素;豌豆、绿豆、红豆里则含有大量的氨基酸以及磷等微量元素。

　　粗粮中还含有很多抗氧化剂,能对抗衰老,延缓认知功能衰退。同时,粗粮还能有效地帮助我们的身体排出体内的废料,让胃肠道"清洁"起来,它们其中的主要成分是膳食纤维,包括纤维素、半纤维素、果胶等。由于人体的消化道内没有消化膳食纤维的酶,所以对人体来说,纤维素是没有直接营养价值的。但是膳食纤维具有刺激胃肠蠕动、吸纳体内毒素、清洁肠道、预防疾病等多种功能,是其他营养素所无法替代的。如果长期偏食精细食品,不仅容易患上富贵病,还有可能会导致胃纳小、胃动力不足、消化能力弱,尤其是对儿童的健康影响更大。所以说,出于健康考虑,我们要在三餐当中采取粗细搭配,尽可能多地吃一些富含膳食纤维的食品。特别是长期坐办公室的人、接触电脑较多的人、应酬饭局较多的人更要多吃一些粗粮。

大米:补中益气,健脾和胃

　　大米是我们常吃的一种粮食,是经过稻谷不断地筛选清理而成的一种食物,大米洁白剔透,营养丰富,味道香甜,是大众比较喜爱的主食之一。

　　在五谷中,大米健脾和胃的效果最好,非常适合中气不足、疲倦乏力者食用,尤其

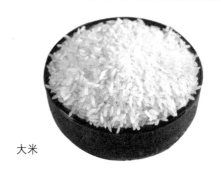

大米

搭配宜忌

✓ 大米适合和栗子在一起搭配，养胃补肾效果极佳；大米和菠菜搭配润燥养血功效明显。

✗ 大米不宜和马肉一起食用，两者搭配容易丧失营养素。

是脾胃虚寒、心烦口渴者，常喝大米粥就可明显缓解症状。中医认为，大米味甘、性平，具有补中益气、健脾养胃、益精强志、和五脏、通血脉、聪耳明目、止烦止渴、止泻的功效，被誉为"五谷之首"。日常生活中，用大米和补气的食物搭配煮粥，能将其功效发挥得更好。

适宜人群 一般人群均可食用，适宜产妇、婴幼儿、老年人以及空勤、海勤人员食用；适宜慢性病、脂肪肝、糖尿病、浮肿、习惯性便秘患者食用。

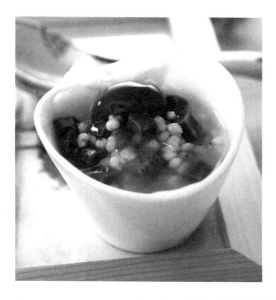

紫薯银耳粥

原料

大米100克，枣20克，薏米15克，银耳5克，紫薯30克。

做法

① 把紫薯洗净，去皮切小块，银耳泡发去蒂撕成小朵备用，大米淘洗干净备用，薏米洗净浸泡一小时备用。

② 把枣、紫薯和银耳与洗好的大米、薏米一同放入电压力锅中。

③ 加入适量水，煮至粥熟浓稠即可。

选购技巧 首先是看腹白，大米腹部常有一个不透明的白斑，通常情况下，含水分过高、收后未经后熟和不够成熟的米粒腹白都比较大，最好不选。其次是看硬度，米的硬度越强，蛋白质含量越高，透明度也越好。还有，在选米时，要认真观察米粒的表面，如果米粒上出现一条或更多条横裂纹说明其营养价值已遭破坏，不可选。

面：老年人最好吃发面

面粉富含蛋白质、碳水化合物、维生素和钙、铁、磷、钾、镁等矿物质，有养心益肾、健脾厚肠、除热止渴的功效。但如果烹调和食用方法不当，就会造成粮食中某些营养素的破 面 坏和损失。同时，各种不同做面食的方法，在保存营养成分方面也有很大出入。发酵后的馒头、面包、花卷、发糕就比大饼、面条等没有发酵的食品营养更丰富，原因就在于所使用的酵母。

研究证明，酵母不仅改变了面团结构，让其变得更松软好吃，还大大增加了营养价值，更容易被人体消化。老年人消化能力逐渐减弱，所以最好吃发面。

老年人早餐最好吃发面食物，人体经过一夜的睡眠，清晨起床后身体还未被"激活"。而且老年人的肠胃功能相对于年轻人更弱，如果吃油炸的食物或重油厚味的食物，不易被胃肠消化吸收。吃馒头、花卷等食物再配以豆浆或牛奶等，是不错的选择。

❮❮ 搭配宜忌

✅ 发面食物适合和牛奶、豆浆搭配，可以促进消化。

✅ 发面食物和一般食物皆可搭配。

适宜人群 一般人皆适合吃发面食物，身体瘦弱的人、儿童和老年人等消化功能较弱的人更适合吃。此外，处于康复期的患者，或胃肠功能较弱的人也应该多吃发面食物。糖尿病患者最好不要选择发面面食。

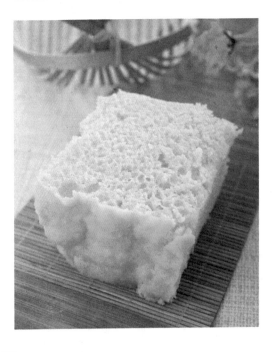

玉米发糕

原料

面粉 200 克，玉米粉 60 克，白砂糖、酵母各适量。

做法 →

❶ 用清水溶化酵母和砂糖，将玉米粉和面粉混合在一起。

❷ 将酵母水冲入混合粉中，用筷子搅拌均匀。

❸ 将面糊倒进抹了油的容器，盖上湿布发至一倍高度。

❹ 入锅蒸 20 分钟，焖 5 分钟，凉凉后倒扣出来切块即可。

保存技巧 面粉具有非常强的吸附性，存放面粉的环境湿度如果大于面粉本身的湿度的话，面粉就会吸收空气中的水分，直到与周围的湿度保持平衡为止。因此，存放面粉的环境一定要保持干燥，通风。同时，不要在面粉附近放有刺激性气味的物品，以免串味。

燕麦：宋美龄长寿的秘诀

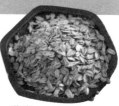

燕麦

活到 106 岁的长寿明星宋美龄之所以健康长寿和她常吃燕麦有一定的关系。她晚年吃的早餐经常是一杯柠檬水，一碗燕麦粥。从她的两样早餐当中，我们可以注意到，其中包含了平时我们常提到的燕麦。所以说，宋美龄的长寿很可能和燕麦有关系。

燕麦片可以有效地降低人体中的胆固醇，其中的水溶性纤维以及 β-聚葡萄糖，还可以降低血液中的总胆固醇以及低密度脂蛋白胆固醇的量，从而能有效降低我们罹患心血管疾病的风险，还能够增加胆酸的排泄。所以经常食用燕麦片，对威胁中老年健康的心脑血管病起到一定的预防作用，可以说燕麦是老年人长寿的好帮手。

对于年轻人和上班族来说，燕麦片的营养丰富和使用方便，是大家选择它当三餐的重要原因。

搭配宜忌

✅ 燕麦和山药搭配可益寿延年，是糖尿病、高血压、高脂血症患者的食疗佳肴。

❌ 燕麦不能和菠菜一起食用，长期一起食用的话会影响钙的吸收。

适宜人群 一般人皆可食用燕麦，尤其适合老年人、妇女、儿童以及便秘、糖尿病、脂肪肝、高血压、动脉硬化患者食用。但是虚寒病患者、皮肤过敏和肠道敏感者不适宜吃太多的燕麦，以免引起胀气、胃痛、腹泻。

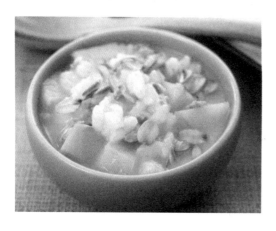

苹果麦片粥

原料

苹果 1 个，燕麦片 30 克，酸奶 20 毫升。

做法

① 将苹果去皮去籽切成小颗粒。

② 苹果和燕麦片一起放入锅中，加少许水煮 10 分钟。

③ 最后淋上酸奶搅拌均匀即可食用。

根据食用方法分类，燕麦片通常分为免煮、泡煮或者冲泡几种。而从健康的角度来讲，自己煮的燕麦片更好一些。因为煮过的燕麦片能够为我们提供最大的饱腹感，使人体血糖上升的速度更慢。而且，需要自己煮的燕麦片中基本没有加入任何添加成分，比较安全。

玉米：国际抗癌协会公布的抗癌食品

美国医学界人士指出，粗磨玉米面中含有的大量氨基酸，对抑制癌症有显著效果。玉米中的谷胱甘肽，在硒的参与下生成谷胱甘肽氧化酶，能使化学致癌物质失去活性。

玉米中含硒蛋白，硒蛋白的抗过氧化作用比维生素 E 要高出 500 倍。目前，硒元素已被国际公认是一种抗癌的微量元素。玉米中镁的含量也很可观，镁元素同样是一种保护人体免受癌症侵袭的重要物质。玉米中所含的胡萝卜素，被人体吸收后能转化为维生素 A，它具有防癌的效果，是国际抗癌协会公布的抗癌物质；玉米中的植物纤维素还能加速致癌物质和其他毒物的排出。

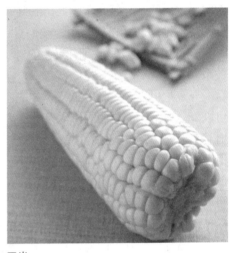

玉米

适宜人群 脾胃气虚、气血不足、营养不良、动脉硬化、高血压、高脂血症、冠心病、肥胖症、脂肪肝、癌症等疾病患者适宜食用玉米；患有干燥综合征、糖尿病的人不宜食用爆玉米花，否则易助火伤阴。

搭配宜忌

✓ 玉米与富含维生素 C 的草莓同食，可防黑斑和雀斑。玉米和松子搭配，可以辅助治疗脾肺气虚、皮肤干燥等症。

✗ 玉米和田螺搭配容易引起中毒。

选购技巧 现在市场上最为常见的鲜玉米为甜玉米和黏玉米。甜玉米，颗粒整齐，表面光滑平整，那些排列不规整、颗粒凸凹不平的则为普通黄玉米。颗粒整齐，表面光滑平整的白色玉米为黏玉米，排列不规整，玉米颗粒凸凹不平的则为普通的白玉米。我们常见的花色玉米以及紫色玉米基本上也都是黏玉米。此外，秃尖的玉米是营养不良的表现，不建议购买。

松仁玉米

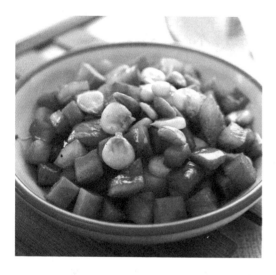

原料

玉米粒250克，胡萝卜50克，青椒10克，松仁、油、盐各适量。

做法

① 玉米粒放锅里煮熟，捞出备用；青椒和胡萝卜切成丁。

② 锅里放油，加入玉米粒、胡萝卜、青椒炒匀。

③ 再加入松仁，调入盐即可出锅。

薯类是丰富膳食纤维的提供者

薯类是我们经常食用的食物，常吃的薯类主要有马铃薯、红薯、紫薯等。薯类不仅味道甘美，价格低廉，而且营养丰富，所以历来受人们喜爱。

薯类当中含有大量被称为是"第七营养素"的食物纤维，在所有蔬菜当中，薯类算是大量膳食纤维的主要提供者之一。

在薯类的所有成分当中比较特殊的一点就是，其所含的淀粉，被称为抗性淀粉，属于食物纤维类。而这种淀粉具有耐受消化酶的作用，当人食用后，在胃内停留的时间比较长，在小肠内不会像米、面中的淀粉一样被快速地消化吸收掉，只有在大肠内才能被双歧杆菌、乳酸杆菌以及肠球菌等益生菌发酵降解，然后生成短链脂肪酸，作为结肠细胞的能量来源，有增强结肠运动的功能，可以有效防治便秘。所以便秘患者可以适量在自己的三餐当中搭配一些薯类食物。

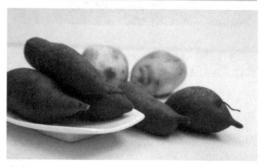

薯类

≪ 搭配宜忌

✓ 薯类适合与绿叶菜搭配，有利于营养的吸收。

✗ 薯类不能和柿子一起食用，否则会引起胃部不适。

适宜人群 一般人都可食用，但胃肠功能较差的人群则需要控制摄入量，尽量不要多吃，甚至要避免食用，以免引起反酸、胀气等不适感。

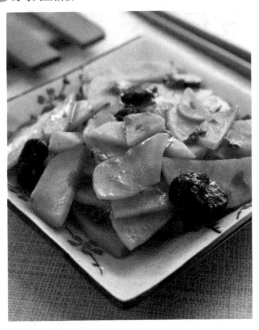

香辣土豆片

原料

土豆300克，葱、蒜、辣椒酱、生抽、醋、胡椒粉、盐、味精、植物油各适量。

做法

❶ 土豆去皮，切成薄厚均匀的片状备用，大蒜切小片，葱切斜段备用。

❷ 开火上锅，加适量植物油，烧热后放入辣椒酱炒香，放入备好的土豆片和蒜片。

❸ 依次加入生抽、盐、胡椒粉，翻炒均匀。

❹ 土豆片断生后，烹入少量醋继续翻炒。

❺ 土豆片熟时，撒上葱段，然后放少许味精翻炒均匀即可出锅享用。

主食的最佳替代品——红薯

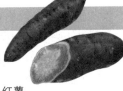

红薯

红薯，也被叫作白薯、地瓜等。它味道甜美，营养丰富，又易于被人体消化，可为人体供给大量的热量，有的地区还将它作为主食。此外，它还有着"土人参"的美誉。

红薯含有糖类、蛋白质、脂肪、胡萝卜素、铁等营养素，其营养十分丰富。红薯含有大量膳食纤维，在肠道内无法被消化吸收，但能刺激肠道，促进肠道蠕动，通便排毒，尤其对老年性便秘有较好的疗效。

红薯对人体器官黏膜有特殊的保护作用，可以抑制胆固醇的沉淀，保持血管弹性，还可防治肝肾中的结缔组织萎缩。同时，红薯也是一种理想的减肥食品，红薯中的膳食纤维含量丰富，容易让人产生饱腹感，相同数量的红薯热量只有大米的1/3，而且还富含纤维和果胶，具有阻止糖分转化为脂肪的特殊功能，所以需要减肥的人，也可以用红薯来代替主食，效果会很理想。

《 搭配宜忌

✅ 红薯适合和排骨搭配，可以促进营养素的吸收。

❌ 红薯不宜和鸡蛋搭配，二者搭配，容易引起腹痛。

适宜人群 一般人皆适合食用红薯，但红薯会在胃中产生酸，所以胃溃疡或胃酸过多的患者不宜食用，另外，糖尿病患者也不宜吃太多红薯。

拔丝地瓜

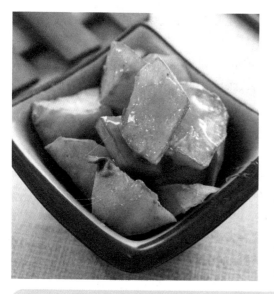

原料

地瓜 200 克，油、糖各适量。

做法

① 地瓜洗净去皮，切滚刀块备用。

② 锅中烧油，放入地瓜炸透至外皮微脆，捞出。

③ 把锅内油倒出，锅底留少许油，小火将糖溶化并熬至浓稠。

④ 倒入炸好的地瓜快速翻炒，糖汁裹匀后移入抹了油的盘子里，即可食用。

选购技巧 在选择红薯时，要选择外表干净、光滑、形状正常、坚硬、表皮发亮的，而有发芽现象、表面凹凸不平的红薯则不建议购买。表面有伤的红薯也不建议购买，因为这类红薯不容易保存，买回家后很短的时间内就容易出现腐烂霉变的现象。此外，红薯表面有小黑洞的也不能买，这样的红薯内部已经腐烂了。

❀ 蔬菜应该怎么吃 ❀

绿红黄紫白，五色蔬菜爱不释"口"

不同的蔬菜有不同的颜色，不同色彩的食物在口感与营养价值以及健康功效方面具有不同的特点，我们可以根据自己的喜好和对蔬菜营养的需求，来进行选择，然后适当地安排在自己的三餐当中，为自己调配出营养丰富的健康"彩色盛宴"。

白色蔬菜：

常见的白色蔬菜主要有莲藕、白萝卜、竹笋、茭白、花菜、冬瓜等。白色蔬菜给人以质洁、清凉、鲜嫩的感觉，对调节视觉平衡以及安定情绪有一定的作用，其中尤以白萝卜对身体的益处为最多。

黄色蔬菜：

黄色的蔬菜主要有南瓜、黄色甜椒、西葫芦等，给人清新脆嫩的视觉感受。黄色蔬

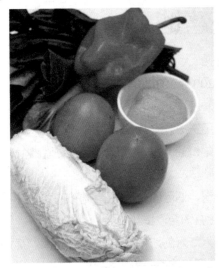

不同蔬菜不同颜色，不同营养价值和健康功效，在日常中应根据自己身体需要调配好三餐。

菜富含维生素 E，能减少皮肤色斑，延缓衰老。此外，黄色蔬菜中富含的 β 胡萝卜素，能够调节上皮细胞的分裂和再生，可以帮助我们延缓皮肤的衰老，而且对维护肝脏的健康大有裨益。

红色蔬菜：

红色蔬菜包括西红柿、胡萝卜、红辣椒等，给人以醒目、兴奋的感觉。红色蔬菜中除了各种维生素之外，还含有一种特殊的抗感冒因子。能够增强人体对感冒的抵抗力，同时对心脏以及小肠也很有好处。还能够提高人们的食欲并能刺激神经系统的兴奋性。

绿色蔬菜：

绿色蔬菜是大家比较常见的，主要有菠菜、芹菜、青椒等，给人以清新、鲜活之感。绿色蔬菜当中含有丰富的维生素 C、维生素 B_1、维生素 B_2，还含有 β 胡萝卜素及多种微量元素。绿色蔬菜对高血压以及失眠都有一定的缓解作用，并且益肝脏、抗氧化，对视力也有一定的保护作用。

紫色蔬菜：

紫色蔬菜主要有茄子、扁豆等。紫色蔬菜食之味道浓郁，能够调节神经，使人心情愉快，它们有调节神经以及增加肾上腺分泌的功效。

每日吃蔬菜 500 克，拥有苗条健康身材

蔬菜是人们日常饮食当中必不可少的食物。蔬菜是维生素的最佳来源，其中以维生素 C 以及维生素 A 含量最为丰富。另外，有一些蔬菜还含有丰富的钾、钙、钠、铁质等碱性矿物质，不仅能够稳定人体血液中的酸碱值，也是儿童生长需要的营养素的重要来源。

一个人一天最少要吃 500 克以上（这里指的是生蔬菜的重量）的蔬菜才能够达到良好的养生功效。也就是说，按这样的量，做熟的蔬菜在一般的盘子能装满两盘子，这是最基本的量。需要注意的是，这个 500 克是一个基础数，蔬菜可以缩小胃的容量，也就是说可以占据胃里的空间。当蔬菜占了胃的空间之后，人就会减少对肉类的

每天摄入足够的蔬菜，不仅能为身体补充足量的维生素，还能提供大量膳食纤维，提高饱腹感，有益于身体健康。

摄入，所以我们可以根据自己的需要对每月蔬菜的摄取进行适当的调整。但是要切记蔬菜应该放在所有的食物之前吃，这样才既有益健康，又能控制对肉食的摄入量。

蔬菜中的纤维素能使人的饱食感增加，从而减少食物的摄取量，进而减少热量的摄取。也就是说，常吃蔬菜具有很好的减肥作用，但是，除了注意吃菜的量以外，还要注意进餐的顺序。而科学的进餐顺序是先喝汤，然后吃菜，接着吃肉，最后再吃主食，这样的顺序比较符合健康饮食的标准。

当然，我们也不能因为蔬菜好，于是三餐就只吃蔬菜而放弃一切肉食，这样也容易导致营养不均衡而引发多种疾病。一般在吃饭的时候，蔬菜和肉的健康比例为 10：1，也就是 100 克的肉配 1000 克的蔬菜为最合适。

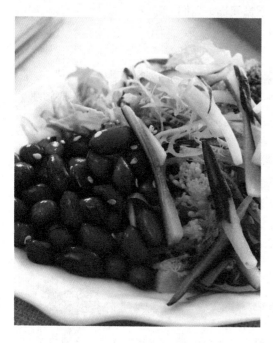

大拌菜

原料

苦菊 40 克，樱桃萝卜 30 克，黄瓜 50 克，紫甘蓝 30 克，花生米、食盐、酱油、醋、生抽、香油、白糖、花椒油、白芝麻各适量。

做法

❶ 将所有蔬菜择洗干净，苦菊撕成小瓣，黄瓜切条，紫甘蓝切成小块备用。

❷ 花生米凉油下锅炸至外衣呈枣红色，捞出备用。

❸ 将准备好的蔬菜和花生米放在一个较大的容器当中，根据自己的口味调入调味料后，拌匀即可食用。

最好不要吃剩菜

如果家里每天都有固定的几个人吃饭的话，那么菜量就是可以掌握的，而当有客人或者逢年过节想多做几个菜的时候，就难免会有剩菜。尤其是在过节的时候，有的剩菜甚至可能会被放上 3~5 天。而人们常常都觉得只要储存得好，保证菜不变质变馊就可以继续吃。其实并不是这样的，剩菜里面的营养素已经所剩无几，甚至还可能已经产生了毒素。

据科学测定，有些隔夜菜特别是隔夜的绿叶炒菜，非但营养价值不高，甚至还会产生致病的亚硝酸盐。做熟的菜在放了 5~6 个小时之后，菜里面的维生素就会发生氧化，生成亚硝酸，进入到胃中以后就会产生亚硝酸盐，而亚硝酸盐可以使人体血液里的低铁血红蛋白氧化成高铁血红蛋白，从而引起人体不同程度的头痛、头晕、心慌、恶心、呕

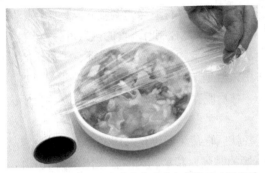

剩饭包上保鲜薄后放冰箱能有效防止食物短时间变质。

吐等急性中毒症状。这种症状在小孩子身上稍微明显一些。并且研究表明，亚硝酸盐是一种公认的致癌物质。

另外，一些高蛋白高脂肪的剩菜，更是不可以吃的，空气中的有害细菌会在 2 个小时内附着在剩菜上并开始进行疯狂的繁殖。蛋白质和脂肪在细菌的作用下，大部分都会产生有害物质，如硫化氢、胺、酚等，这些物质在进入我们的身体中以后，会产生很大的危害，在不知不觉间损害我们的健康。

健康小提示

（1）如果是同时购买了不同种类的蔬菜，正确的做法是，先吃掉茎叶类的蔬菜，比如大白菜、菠菜、生菜等。如果准备多做一些菜留着第二天热着吃的话，那么应该尽量少做茎叶类蔬菜，而选择瓜类蔬菜比较合适。

（2）剩菜要等到凉透以后再放入冰箱当中。如果将热菜突然放进低温环境中的话，食物变质的速度就会加快，而且热菜的水蒸气在凝结之后，更容易产生霉变的现象。

（3）必须回锅。冰箱只能减少细菌的繁殖，但是并不能够彻底阻止细菌的繁殖。而将剩菜回锅的话，就能够在一定程度上有效地杀灭剩菜当中滋生出来的细菌。

（4）保存时间不宜过长。剩菜的存放时间以不隔餐为宜，早上剩的菜最迟中午吃完，中午剩的菜晚上吃完，最好能在 5~6 个小时内将剩菜剩饭消灭掉，存放的时间越久有害细菌滋生得越多。

"餐桌上的降压药"——芹菜

芹菜是我们日常生活当中比较常见的食材，其香味浓郁，营养丰富，现代药理研究表明芹菜具有降血压、降血脂的作用。由于芹菜的根、茎、叶和籽都可以当药用，故有"厨房里的药物""药芹"之称。

芹菜

芹菜中的维生素 P 有增加血管弹性、防止毛细血管破裂等功效，还具有稳定血压的作用。芹菜中丰富的钾，能促进钠的排泄，从而利于降低血压。医生常告诉高血压病人要多吃芹菜，就是因为芹菜有良好的降压效果，可以说芹菜是餐桌上的降压药。芹菜生吃比熟吃降血压的效果要好。

此外，芹菜含有较多的膳食纤维，可促进肠蠕动，有利于润肠通便。

芹菜所含芹菜苷、佛手苷内脂、挥发油等，能够健脾胃、增食欲，并有利尿作用。芹菜中含有多种抗癌化合物，如酞酸、聚乙炔、香豆素、D-柠烯等，所以芹菜还具有很好的防癌作用。

搭配宜忌

✓ 芹菜适合和红枣搭配，两者搭配有滋润皮肤、抗衰老、养血养精的妙效。

✗ 芹菜不宜和黄瓜搭配，两者一起食用会分解破坏芹菜中的维生素 C。

适宜人群 一般人皆适合吃，但血压偏低者要慎食芹菜；另外由于芹菜性凉质滑，所以脾胃虚寒、肠滑不固的人也不宜吃芹菜。

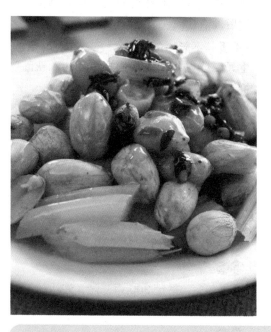

芹菜花生

原料

芹菜 200 克，花生 60 克，干辣椒、花椒、盐、酱油、糖、醋、味精各适量。

做法

❶ 芹菜洗净，择去叶子，切成小段，然后过水焯一下；新花生米煮熟、凉透。

❷ 锅中放入油，油热后放入干辣椒和花椒炸香，将辣椒和花椒挑出。

❸ 芹菜沥干水分，和煮熟的花生米混合。

❹ 放入盐、酱油、糖、醋、味精，将油淋到菜上面拌匀即可。

选购技巧 首先要看菜根部的颜色，新鲜芹菜的根部多以翠绿色为主，颜色非常饱满。在购买的时候，根部要以干净、色泽翠绿、没有斑点的菜为主要的购买对象。芹菜的茎有的比较粗，有的则比较细，在购买时挑选茎比较均匀，肉质比较厚的。此外，优质的芹菜还会有比较浓郁的芹菜味，通常在比较远的地方就能够闻到。

小小番茄保护心脏

现在，番茄一年四季基本上都能够见到，其味道独特，营养丰富，既可当蔬菜，又可以当水果食用，能生吃也可以做熟了吃，味道各有千秋，向来有"菜中之果"的美誉。

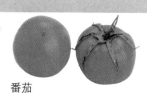

番茄

番茄含有丰富的胡萝卜素、维生素C和B族维生素，以及钙、磷、铁等矿物质，还含有苹果酸、柠檬酸、番茄红素等有益物质。其中维生素C含量是苹果的数倍，维生素P的含量也很丰富。

番茄中的番茄红素对人的心血管具有很好的保护作用，还能降低心脏病的发作概率。番茄中所含的番茄红素具有独特的抗氧化能力，可以有效地清除人体内导致衰老和疾病的自由基。而自由基造成的退化效应，是心血管疾病的头号元凶。所以说，番茄可以预防心血管疾病的发生，是保护心脏的能手。番茄中的烟酸，能促进胃液的正常分泌和红细胞的生成，有利于保持血管壁的弹性，并有保护皮肤的作用。所以说番茄对于防治动脉硬化、高血压和冠心病也有帮助。

如此说来，番茄可谓是蔬菜当中不可多得的宝贝了，自然，我们的三餐当中就一定不能少了它的身影了。

《 搭配宜忌

✅ 番茄适宜和芹菜搭配，芹菜富含纤维素，番茄和芹菜搭配同食，可以降压、健胃、消食。

❌ 番茄不能和鱼肉同食，二者同食，维生素C会与铜离子发生化学作用，从而抑制人体对维生素C的吸收。

适宜人群 一般人群均可食用番茄。尤其适合热性病发热、口渴、食欲不振、习惯性牙龈出血、贫血、头晕、心悸、高血压和近视眼患者食用；急性肠炎、菌痢及溃疡活动期病人不宜食用。

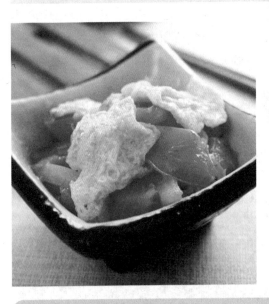

番茄炒鸡蛋

原料

鸡蛋2个，番茄300克，葱、油、盐、糖各适量。

做法 →

① 将鸡蛋打入碗内，略加精盐，搅成蛋液；番茄洗净切片。

② 锅置火上，放油烧至六成热时，倒入蛋液，煎熟。

③ 加番茄翻炒片刻，加盐、糖及味精调味即可。

选购技巧 我们在进行番茄的采购时，一定要选那些长得比较浑圆、颜色粉红、表面有白色的小点点的番茄，而且蒂的位置最好是带着淡淡的青色，这样的番茄自然无毒，并且口感良好，保存期也相对较长一些。

吃香菜，把根留住才养心

季节变换时，忽冷忽热，人们就容易感冒。感冒并不是小事，如果处理不好就有可能成为百病之源，不仅会影响到呼吸系统，还可能影响到心脏。

预防这种因感冒引起的心肺系统后遗症问题，可以吃一道凉菜——"生拌香菜"。这里用的香菜要用带根的才行，很多人在吃香菜的时候喜欢把根部切下来扔掉，其实，香菜的药性主要在根部。香菜连根生吃，有祛除心肺之邪的作用。香菜根既能帮助心肺抵抗病毒，又能补心胸的阳气，还能宽心阳，对于调理胸闷、心阳不振，以及预防感冒后遗症、肺心病特别有帮助。而"生拌香菜"这道菜能去掉心肺系统的积液和积痰，解除心胸的憋闷感觉。

另外，香菜中含有许多挥发油，其特殊的香气就是挥发油散发出来的，它能祛除肉类的腥膻味，因此在一些菜肴中加些香菜，能起到祛腥膻、增味道的独特功效。香菜提取液还具有显著的发汗、清热、透疹的功能，其特殊香味能刺激汗腺分泌，促使机体发汗、透疹。

香菜还具有和胃调中的功效，因为香菜辛香升散，能促进胃肠蠕动，具有开胃醒脾的作用。

《 搭配宜忌

✅ 香菜适宜和羊肉搭配，可以去除羊肉腥味。

❌ 香菜不宜和猪肝搭配，容易引起身体不适；香菜和黄瓜搭配会破坏维生素C，和猪肉里脊搭配会耗气伤身。

适宜人群

一般人均可食用香菜。尤其适合风寒外感者、脱肛及食欲不振者、小儿出麻疹者食用；但是患口臭、狐臭、严重龋齿、胃溃疡、生疮、感冒者要少吃香菜，麻疹已透或虽未透出而热毒壅滞者不宜食用。

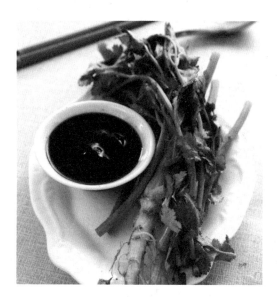

生拌香菜

原料

带根香菜 100 克，酱油、香油、辣椒油、花椒油、糖各适量。

做法 ⟶

① 选择 10 ~ 15 厘米长的嫩香菜，不要去根，一起洗净，沥干水分。

② 另外用一个碗调料，分别放入酱油、香油、辣椒油、花椒油、糖、白开水。

③ 食用的时候用筷子夹一根香菜，蘸点儿调料就可以了。

在选购香菜的时候，要先看它们的大小，如果香菜太大的话，茎部比较多，吃起来口感就会稍硬一些，而香菜味则少一些。其次是看香菜的颜色，常见的香菜有深绿色以及浅绿色两种，深绿色的香菜通常口感更好一些。最后就是看香菜的分叉以及根部了，有 4 ～ 6 个分叉的，都是比较不错的香菜，选购时还要特别注意一下香菜的根部是否饱满，是否存在虫眼等问题。

吃香椿等于补"阳光"

香椿含有丰富的维生素 C、胡萝卜素等物质，有助于增强机体免疫功能，并有很好的润滑肌肤的作用，是保健美容的良好食材。春天适合吃香椿，春天要养身体的阳气。香椿就是生发阳气的，它是一个温性的食物，对脾、胃以及肾都有温暖的作用。

香椿是辅助治疗 **香椿芽**

肠炎、痢疾、泌尿系统感染的良药；香椿的挥发气味能透过蛔虫的表皮，使蛔虫不能附着在肠壁上而被排出体外，可用于治蛔虫病。

香椿有"树上青菜"之称，具有独特香味，营养价值丰富，很适合春末夏初时吃。但香椿中亚硝酸盐含量较高，所以吃时要选嫩芽，吃前须焯烫。

搭配宜忌

✔ 香椿和鸡蛋同食，有滋阴润燥、泽肤健美的功效；香椿和竹笋一起食用，有清热解毒，利湿化痰的功效。

✘ 香椿不宜和菜花搭配，香椿含有丰富的钙质，而菜花所含的化学成分会影响人体对钙的消化吸收。

适宜人群 一般人群均可食用。尤其适合肠炎、痢疾、泌尿系统感染患者食用；但是香椿为发物，多食易诱使痼疾复发，故慢性疾病患者应少食或不食。

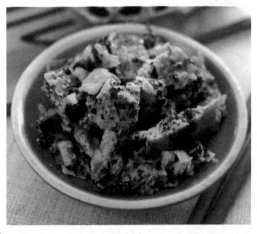

香椿炒鸡蛋

原料

香椿200克，鸡蛋2个，食用油、盐各适量。

做法 ➞

❶香椿洗净，切碎备用。

❷鸡蛋打散搅拌后倒入盆中，放入适量盐，搅拌均匀。

❸锅内放油，油热后将搅拌好的香椿和鸡蛋倒进锅内，几分钟后即可出锅。

保存技巧 选择晴天早晨采摘的香椿，按粗细、长短和颜色分级，然后捆成小把，装入塑料袋或纸袋当中，放在通风凉爽的地方或者是冰箱中，每天打开袋口通风1次，一般能够存放 10 ～ 20 天。还有一种办法就是将香椿基部整理整齐之后捆成小把，然后竖着立于加有 3 ～ 4 厘米清水的浅盘中，浸泡 1 昼夜之后，再装入筐或箱中，放在 0 ～ 1℃ 的环境当中，能够保鲜 1 周。长期储存的办法为：漂烫速冻法，能够让香椿芽保存 1 年多，风味和品质不会有太大改变。

九味丝瓜药，从头到脚清热毒

丝瓜

丝瓜从叶到根，从皮到籽，每一个部分都有药效，不只一味药，而是九味。

丝瓜的瓜肉、瓜皮、瓜蒂、瓜子和丝瓜络都有清热消肿的作用。丝瓜的瓜肉可清肾，所以阴虚火旺，也就是下焦有火的人适合常吃丝瓜；热毒也是大便燥结的原因之一，便秘患者平时也要多吃丝瓜，可清火解毒、预防便秘、预防痔疮。

丝瓜的花、叶、藤、根是消炎药。丝瓜花能清肺热，可缓解肺热咳嗽和鼻子发炎的各种症状，特别是夏天的肺热咳嗽。如果夏天久咳不止，就可以吃一点儿丝瓜花来调理。

丝瓜叶能治皮炎，丝瓜藤能治慢性支气管炎，有慢性支气管炎的人，可用丝瓜藤煮水喝；而患有鼻窦炎的人可以喝丝瓜根水；咽喉肿痛的人，可摘取丝瓜蒂煮水喝。

丝瓜寒凉，可和性温的鸡蛋一起搭配食用，炎热的夏季吃上一碗用丝瓜做的丝瓜蛋花汤。炒丝瓜的时候放点儿蒜，可利用蒜的热性中和丝瓜的寒性。

≪ 搭配宜忌

✓ 丝瓜适合和毛豆搭配，可以清热祛痰；丝瓜和鸡蛋搭配，可以清热解毒、滋阴润燥。

✗ 丝瓜不适宜和香菇搭配，两者一起搭配容易影响味道。

适宜人群 一般人群均可食用。月经不调者，身体疲乏、痰喘咳嗽、产后乳汁不通的妇女适宜多吃丝瓜；但体虚内寒、腹泻者不宜多食。

选购技巧 丝瓜的种类比较多，我们常见的丝瓜主要有两种，即线丝瓜和胖丝瓜。线丝瓜身材细而长，购买时要挑选瓜形挺直，大小适中，表面没有皱纹，水嫩饱满，皮色翠绿，没有发蔫没有受伤的丝瓜。胖丝瓜相对较短一些，两端基本上粗细一致，购买时要注意挑选皮色新鲜、大小适中、表面有细皱的，同时最好是表皮附有一层白色绒状物的丝瓜。

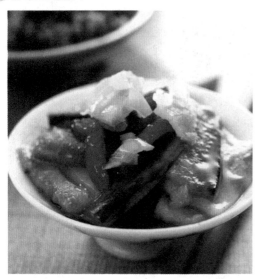

清炒丝瓜

原料

丝瓜300克，大葱、姜、蒜、枸杞、味精、盐、食用油各适量。

做法

① 丝瓜去皮洗净，切成薄片；姜切丝，葱切末。

② 油烧至九成热时，加入姜丝、葱、蒜爆香后，放入枸杞炒匀。

③ 放入丝瓜、精盐翻炒至丝瓜熟时，加入味精稍炒即可。

明目良品胡萝卜

胡萝卜

胡萝卜是一种营养丰富、老幼皆宜的好菜蔬，被誉为"小人参"。胡萝卜含维生素 A 与 β 胡萝卜素，具有促进眼内感光色素生成的能力，并能加强眼睛的辨色能力，也能缓解眼睛疲劳与眼睛干涩等不适症状。维生素 A 具有促进机体正常生长与繁殖、维持上皮组织、防止呼吸道感染的作用。胡萝卜含有植物纤维，吸水性强，在肠道中体积容易膨胀，是肠道中的"充盈物质"，可促进肠道的蠕动，从而利膈宽肠，通便防癌。

此外，胡萝卜还含有降糖物质，是糖尿病患者的良好食品。其所含的某些成分，如槲皮素、山柰酚能增加冠状动脉血流量，降低血脂，促进肾上腺素的合成，还有降压、强心的作用，是高血压、冠心病患者的食疗佳品。

适宜人群 一般人都可食用，更适宜癌症、高血压、夜盲症、眼干燥症患者及营养不良、食欲不振、皮肤粗糙者食用。

选购技巧 胡萝卜在选购时要挑肉厚、心小、个头比较短的那种。研究证明：身材比较苗条娇小的胡萝卜味道更甜，口感更香脆。而其中又数紫色的胡萝卜营养价值最高；红色的胡萝卜居二，我们最多见的那种橙黄色胡萝卜在口感和营养价值方面都比前两个逊色很多。

搭配宜忌

✓ 胡萝卜适宜和菠菜一起食用，可以明显降低中风的危险；红枣、冰糖和胡萝卜的搭档也很和谐，有健脾、生津、解毒、润肺、止咳作用。

✗ 胡萝卜不能和辣椒共处，否则会降低辣椒的营养价值。

胡萝卜炒菠菜

原料

胡萝卜250克，菠菜200克，盐、油、花椒各适量。

做法

① 将胡萝卜洗净后，切成条状，菠菜洗净备用。

② 热锅放油，将切好的胡萝卜放入锅内翻炒，加入盐、花椒继续炒。

③ 待胡萝卜快熟时加入菠菜，继续翻炒。

④ 菠菜与胡萝卜一块炒大约30秒钟，即可出锅。

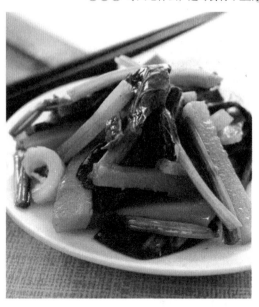

❀ 谈肉不色变的良方 ❀

各种肉类营养调查

现在，我们的餐桌上总是离不开肉类，有的人吃饭也是无肉不欢。肉类主要有猪肉、牛肉、羊肉、鸡肉、鸭肉、鹅肉、鱼肉等，都具有丰富的营养，而哪种肉更有营养呢？这个答案不是唯一绝对的，而是各有侧重，下面就通过一些数据来比较一下各种肉类的营养价值。

鸡肉　　　　　牛肉

热量比：

肉类名称	鱼肉	猪肉	羊肉	牛肉	鸡肉	鸭肉
热量	109	147	162	123	122	102

单位：千卡/100克

脂肪含量比：

肉类名称	鱼肉	猪肉	羊肉	牛肉	鸡肉	鸭肉
脂肪含量	4	25	15	10	9	7.5

单位：百分比

蛋白质含量比:

肉类名称	鱼肉	猪肉	羊肉	牛肉	鸡肉	鸭肉
蛋白质含量	19.2	20.6	20.3	20.8	20.6	20.1

单位：百分比

通过这几个表格的对比，可以很明显地比较出各种肉的营养含量，综合来看平时应该多吃鱼肉，禽肉次之，应该少吃的是猪肉、牛肉、羊肉。

不吃肉容易缺乏维生素 B$_{12}$

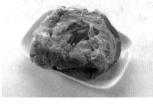

肉是除了五谷杂粮、蔬菜、水果之外，我们饮食中又一重要的食物来源和能量来源。将素食和肉食合理搭配起来进食，是最健康而科学的饮食方式。除非有特殊信仰的人，不进食肉类之外，一般人还是要正常吃肉的。如果是想要靠不吃肉的方法来保持自己苗条身材的话，那么时间一长很可能就会出现营养不良的现象。

羊肉

完全不吃肉的人，时间一长容易导致各种微量元素的缺乏，比如说维生素 B$_{12}$。这种维生素是平时在蔬菜、水果中很少能够吸收到的一种营养，而在肉类中却含量非常高。如果长时间不吃肉，就可能导致维生素 B$_{12}$ 的缺乏，出现恶性贫血等症状。

也有一些吃素的人说自己从来都不缺乏维生素 B$_{12}$，具体原因可能是在吃素的时候正好补充到了这种营养。在我们经常吃的食物当中，蚝油中维生素 B$_{12}$ 的含量很高，所以素食主义者也有可能正是用蚝油做素食时，给自己的身体补充了这种营养素。

每天吃肉 100 克

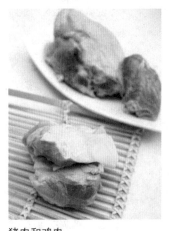

在一般人群当中，肉类是人们一日三餐里面餐桌上的一个重要角色，它们具有很高的营养价值。事实证明科学地控制每人每天肉食的摄入量很有必要。如果吃太多肉，高脂血症、高血压、糖尿病等慢性病很快就会找上门来。

饮食专家建议，对于猪肉、牛肉、羊肉，一般正常的人每天吃 100 克就可以满足人体的营养需求。但是如果自身体重偏胖的话，每天只需吃 50 克就可以了，不能吃太多，也可以隔天吃一次，每次不超过 75 克。

有的人喜欢吃猪脑以及动物的脏器，如果是吃这些食物的话，量还要再少一些。为了健康，为了远离高胆固醇等病症的困扰，猪脑和动物脏器平时还是少吃为妙。

猪肉和鸡肉

鱼肉：调节胆固醇，预防心脑血管疾病

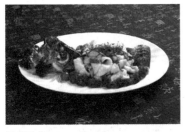

清蒸鱼

鱼肉味道鲜美，不论是食肉还是做汤，都清鲜可口，引人食欲，是人们日常饮食中比较喜爱的食物。鱼肉中含有大量的蛋白质和钙、磷及维生素 A、维生素 D、维生素 B_1、维生素 B_2 等物质，含量比猪肉、鸡肉等动物肉类都高。鱼肉所含蛋白质都是完全蛋白质，这种蛋白质所含必需氨基酸的量和比值比较适合人体需要，容易被消化吸收，其吸收率高达 96%。

鱼肉富含甲硫氨酸、赖氨酸、脯氨酸及牛黄氨酸等，有改善血管弹性、顺应性及促进钠盐排泄的作用。

多数鱼类含有不饱和脂肪酸，对预防心脑血管疾病具有一定效果。此外，鱼油富含多不饱和脂肪酸，有保护血管内皮细胞、减少脂质沉积的功能。

适宜人群　一般人群都可食用；但对各种水肿、浮肿、腹胀、少尿、黄疸、乳汁不通者可常食；慢性病患者不宜多食。

清蒸鲤鱼

原料

鲤鱼 1 条，鲜香菇 50 克，葱、姜、料酒、酱油、香油各适量。

做法

❶鱼两面切成十字刀纹；鲜香菇去蒂，洗净，切丝；葱、姜洗净、切丝。

❷鱼放在盘中，头、尾部分各铺上香菇丝、葱段、姜丝，倒入料酒。

❸将盘子放入蒸锅中，用大火蒸 20 分钟，蒸熟后除去葱、姜，淋上酱油和香油即可。

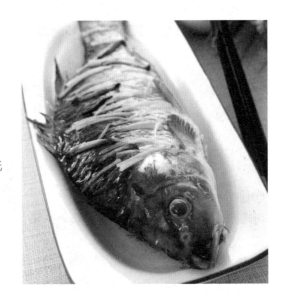

《 搭配宜忌

✔ 鱼肉适宜和木耳搭配，可以促进血液循环。

✘ 鱼肉不宜与西红柿同食，两者同食可能引发心脑血管疾病；也不宜和猪肝同食，二者同食会影响消化。

选购技巧 选购冻鱼时眼球凸起清亮，黑白分明，鱼鳞无缺，机体完整的比较新鲜。选购活鱼时以反应敏锐，全身看不到伤残病害，体边有一层清洁透亮的黏液为优质鱼。

鸭肉：易消化，功效接近橄榄油

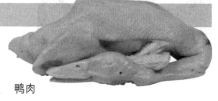

鸭肉是餐桌上的上乘佳肴，也是人们进补的优良食品。鸭肉有较高的营养价值，含有丰富的蛋白质、脂肪、碳水化合物、维生素 B_1、维生素 B_2、维生素 E、钾、钠、氯、钙、磷。鸭肉的优质蛋白质含量是 16%~25%，比猪肉、羊肉等畜肉高，而且容易被人体消化吸收。

鸭肉 鸭肉中所含 B 族维生素以及维生素 E 较其他肉类多一些，经常食用鸭肉，对抵抗脚气病、神经炎以及多种炎症很有帮助，还可以有效地延缓衰老。

鸭肉当中含有较为丰富的烟酸，它是构成人体内两种重要辅酶的成分之一，对心肌梗死等心脏疾病患者有很好的保护作用。

鸭肉中的脂肪含量比较适中，约为 7.5%，比猪肉低。鸭肉中的脂肪酸主要是不饱和脂肪酸和低碳饱和脂肪酸，饱和脂肪酸的含量明显比猪肉、羊肉少，比较容易让人吸收。

适宜人群 鸭肉性寒凉，适用于体内有热、上火的人群食用。但腹部冷痛、腹泻、腰疼、经痛者，暂时不宜食用；另外，胆囊炎患者也不宜多吃。

鸭肉粥

原料

鸭肉 250 克，粳米 100 克，盐、黄酒、葱花、鸡精各适量。

做法

❶ 鸭肉洗净，斩成小块儿，加入盐和黄酒，拌匀，腌制 1 小时以上；粳米淘洗干净备用。

❷ 鸭肉凉水入锅，加足量的水，加盖煮约10 分钟后，加入粳米同煮。

❸ 煮至肉熟米烂，米粥黏稠后加入鸡精、葱花调味即可。

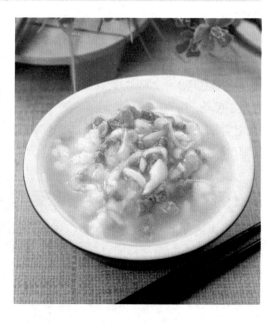

搭配宜忌

✅ 鸭肉宜与地黄一起食用，二者搭配同食，更能够很好地发挥出其营养及药用价值。

❌ 鸭肉不适宜和木耳同食，容易引起胃肠不适，导致腹痛、腹泻。

选购技巧 在选购鸭肉时，要先观察其颜色，体表光滑呈乳白色，切开后切面呈玫瑰色的就是优质鸭，如果鸭皮表面渗出了轻微的油脂，还能够看到浅红或者是浅黄的颜色，而且切面呈现出暗红色的话，则表明鸭肉的质量不是太好。

猪肉：含铁量最高的肉类

猪肉是我们最常吃的畜肉之一，它味道鲜美，营养丰富，便于搭配，烹饪简便，深受大家喜爱。

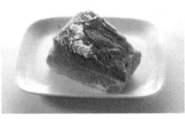

猪肉

猪肉中富含铁，是肉类中含铁量最高的，铁是红细胞生成和维持功能所必需的。猪肉中提供的血红素铁和促进铁吸收的半胱氨酸，是改善缺铁性贫血的物质，所以贫血的人应该适当地多食一些。

猪肉中的蛋白质大部分集中在瘦肉当中，而且瘦肉中还含有血红蛋白，可以起到补铁的作用，能够预防贫血。猪瘦肉中的血红蛋白中的铁元素比植物中的铁元素更容易被人体吸收，因此，吃瘦肉补铁的效果要比吃蔬菜好。

猪肉含有所有人体必需的氨基酸，而且其比例甚佳。更为难得的是，与其他肉类相比，猪肉中的营养更容易被人体吸收利用。

猪肉除了含铁量最高外，还含有丰富的蛋白质，是女性健康美容的佳品。但是日常食用要注意适量，以免导致胆固醇过高，引发疾病。

搭配宜忌

✅ 猪肉适宜和南瓜一起食用，二者搭配对保健和预防糖尿病有较好的作用；猪肉和大蒜搭配可以促进血液循环以及尽快消除身体疲劳、增强体质。

❌ 猪肉不宜和黄豆搭配，二者同食会引起消化不良和腹胀。

适宜人群 猪肉性温，一般人都可放心食用，不过老人最好少吃点儿瘦肉，否则容易导致动脉硬化；患高血压或偏瘫（中风）及肠胃虚寒、宿食不化者更应慎食之。

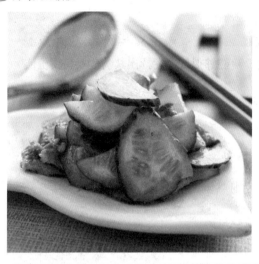

爆炒猪肉片

原料

猪肉片 150 克，小黄瓜 30 克，食用油、香油、淀粉、糖、酱油、盐各适量。

做法 →

❶ 将猪肉片拌上香油、糖、酱油、淀粉腌制 10 分钟，小黄瓜切片备用。

❷ 锅内放油，油热后将腌好的猪肉片下锅爆炒，加入适量盐，出锅前放进小黄瓜片即可。

选购技巧 在购买猪肉时要注意看猪肉是否红白分明。如果看到充血，留意一下血迹是不是沾上去的。如果是沾上去的就可以放心购买，如果是肉本来就带着的，最好别要，因为充血的肉放久了，会引起腐变。如果猪肉上出现了黄色的斑点，也不建议购买，很有可能是病猪肉。

❀ 巧用水果不生病 ❀

水果进食不当，也会得"水果病"

在很多人的概念当中，吃水果不管怎么吃，吃多少，对我们的身体都是有好处的。而事实的真相是，水果如果进食不当的话，我们的身体也会患上"水果病"。

有些水果是酸性的，如杨梅、梅子、李子等，这些水果当中所含的酸性物质不易被氧化分解，容易导致体内偏酸，一般不宜吃太多；酸性水果中含有单宁酸，与海味同食的话，单宁酸与蛋白质结合而凝固，沉淀于我们的肠道内，会引起呕吐、腹痛、腹泻以及消化不良等现象；另外，水果中的酸味成分会同胃酸一起刺激我们的胃黏膜，引起胃部的不适。还有就是，溃疡病患者也不宜吃酸性水果，吃多了容易加重病情或者影响溃疡的治愈效果。

各种水果

还有很大一部分爱美的女性常常认为，"夏天三顿水果餐，美容纤体两相宜"，于是有一些女性常将自己的一日三餐实行"水果化"饮食。而得到的结果却是，不仅弄得自己营养不良、头晕眼花、精力不济、影响工作效率和生活质量，还因为大量摄入了水果糖分，反倒没有达到预期中的减脂瘦身的效果，有些人甚至出现了虚胖的症状。

另外，每个人的体质都有寒热之分，而水果也有自己的寒凉属性。如果不了解自己的体质以及水果的属性就盲目吃水果，就会出现问题。就像我们在最开始讲过的不同体质与饮食的关系时提到的一样，只有了解了自己的体质与水果的属性，科学食用方法，才能够让我们在享受美味水果的同时，避免为身体带来不适，甚至还可以通过合理地食用而为我们的身体带来益处。我们常见水果的属性一般都分为寒凉、温热、甘平 3 类，下面用一个表格来举例了解一下。

属性	代表水果	适宜人群
寒性	柑橘、菱、荸荠、香蕉、雪梨、柿子、西瓜	体质虚寒的人慎食
热性	枣、栗、桃、杏、龙眼、荔枝、葡萄、樱桃、石榴、菠萝	体质燥热的人要适量食用
甘平	梅、李、椰、枇杷、山楂、苹果	适宜于各种体质的人

吃水果要讲究"三看五不可"

前面我们已经讲过，水果并不是像我们想的那样，可以随便吃。其实吃水果也是有禁忌的，并不是可以随便吃，肆无忌惮地吃。科学吃水果，要遵循"三看五不可"的原则。

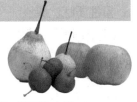

梨、苹果和山楂

1. 看疾病吃水果：

疾病名称	宜吃水果	功效
冠心病、高脂血症	山楂、柑橘、柚子、桃、草莓	因此类水果中含维生素C和烟酸较多，具有降低血脂和胆固醇的作用
肝炎	橘子、枣、猕猴桃、香蕉、苹果、草莓	富含维生素C，对护肝有好处
糖尿病	菠萝、梨、樱桃、杨梅、葡萄、柠檬	富含果胶或果酸的水果，能改变胰岛素的分泌量，降血糖
呼吸道感染	梨、枇杷、柚子、杏	有化痰、润肺、止咳的功效
高血压、动脉硬化	橙、山楂、枣、橘子、柠檬和其他酸味水果	含丰富维生素C，可降压、缓解血管硬化
心肌梗死、中风	香蕉、橘子、桃	对消化系统有利

2. 看颜色吃水果：

颜色	代表水果	功效
橘色	橘子、哈密瓜	橘色素具有抵制癌症的效果，它的作用为胡萝卜素的数倍，并含丰富的维生素C
紫色	葡萄、李子	对消除视疲劳相当有效的原花色素，这种成分还具有增强血管弹性的功能
红色	苹果、李子、无花果、桃	红色的根源为类胡萝卜素，它能抑制促进癌细胞形成的活性氧，还能提高人体免疫力，还具有防止老化的作用
黄色	柠檬、木瓜、香蕉、柚	黄色素是一种黄酮类，具有抗酸化的作用，对动脉硬化、癌症有预防效果

3. 看性质吃水果：

水果名称	性质	特征	人群宜忌
苹果	甘平	含有大量的糖类和钾盐，摄入过多不利于心、肾保健	患有冠心病、心肌梗死、肾病、糖尿病的人，不宜多吃
香蕉	寒性	含钠盐多、含糖量大	患有慢性肾炎、高血压、水肿、糖尿病病人应少吃
橘子	热性	吃多了容易上火，容易引起口舌生疮、目赤肿毒，诱发痔疮	体热体质、易上火人群慎吃
西瓜	寒性	西瓜含水量多，是盛夏消暑佳品，但肉质寒凉，年迈体虚者多吃易发生腹痛或腹泻	心力衰竭者和水肿严重的病人不宜多吃
柿子	寒性	柿肉含有大量单宁、柿胶酚	便秘患者不宜多吃

吃水果五不可：

（1）不可用水果代替蔬菜。水果和蔬菜都是营养丰富的食物，水果中含有有机酸和芳香物质，多吃水果可以促进我们的食欲，帮助身体提高对营养物质的吸收。水果可以直接吃，不用经过复杂的烹饪，所以也就很好地避免了烹饪过程中的营养损失现象，但是，不可以用水果代替蔬菜。水果中的矿物质和维生素的含量远远比不上蔬菜中的含量，所以说只依靠水果绝不能给我们的身体提供足够的营养素。

（2）不可用水果代餐。很多人喜欢用水果来代餐，既美味又可以减肥，是很多减肥人士以及很多爱美女性的最爱。但是，这样的饮食方式远远不能够满足人体的营养需要。我们的身体需要近 50 种营养物质才能维持生存，才能保持健康，特别是每天需要 65 克以上的脂肪，以维持组织器官的更新以及修复。而绝大多数水果当中的主要成分是水，有些水果中水分含量达 85%，蛋白质含量不足 1%，几乎不含人体必需的脂肪酸。所以说，如果想要保持健康的身体，就不可以一直用水果来代餐，长期这样下去会使我们的身体营养失衡，从而引起各种疾病。

（3）不可多吃水果减肥。前面我们提到了，很多减肥的人喜欢用吃水果来帮助自己减肥，其实这样做并不合理。虽然说水果比米饭的热量低，但水果的糖分的含量却高达 80%，且是容易消化的单糖和双糖。如果吃多了，我们体内的糖分就会超标，反而起不到减肥的作用。

（4）不可迷信高档进口水果。在市场上，我们经常能够看到进口水果的字样，进口水果一般颜色鲜艳，而且价格不菲，和本土水果的价格相比，要高出许多，常常让人"望果兴叹"，也常被一些有钱人积极追捧，总有人觉得，进口水果充满了神秘，认为进口水果比本土水果营养价值更高。而实际上，进口水果在旅途中便已经开始发生营养物质的降解了，新鲜度并不理想。而且，因为要长途运输，所以，常常是还没等到水果完全成熟，便被采摘下来装箱运输，一般都是通过化学药剂来达到保鲜的目的，这样一来，水果的品质就可能受到影响。所以说，我们在吃水果的时候，不要完全迷信进口水果。

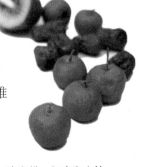

（5）不可单靠水果补充维生素。一说到补充维生素，大家就会自然而然地想到吃水果。但是，大多数水果中维生素的含量其实都是有限的，单纯地依靠水果来为我们的身体补充维生素是不够科学的。维生素共有 13 种，来自于多种食品当中。要想有效地补充维生素，还是要多方面摄取，比如说多吃一些蔬菜。想单靠水果提供所有维生素是非常不明智的。

弥猴桃、红枣和山楂

水果什么时候吃最好

水果是我们最常接触的食物之一，水果中的酸甜滋味深受人们的喜爱，但是人们对各种水果的了解并不是很全面。要了解水果的性质、功效，还需要了解什么时候吃什么水果最好，这样才能给我们的身体最好的给养。

食用水果也有生物钟，按照生物钟来吃水果，才能保证我们吃得又健康又瘦身。

早餐前 10 分钟：

清晨醒来后，经过一夜的消耗，供应大脑的肝糖原已经耗尽，所以我们常常在醒来的时候觉得自己不是很有精神。此时，吃一些对的水果，就可以帮助我们迅速补充糖分。再加上水果酸甜清爽的口感，很快就能够让人精神起来。不过，有胃病的人，不宜在这个时段吃水果，否则会加重胃部的不适。

上午 10 点左右：

这个时间段正是工作压力比较大的时间，多数人会在这个时间里感到心情烦躁。此时，如果能吃个水果，它的酸甜滋味可以让人感觉神清气爽，比如说香蕉、梨等，有助于及时有效地缓解紧张和急躁的情绪，能够很好地帮助我们提高工作效率。

午餐后 1 小时：

此时吃水果，有助于消食，有利于肠胃功能的积极运转，在这个时间段适合吃富含蛋白酶的菠萝还有猕猴桃，以及有机酸较多的橘子、柠檬、山楂、杏等水果。

下午 4 点左右：

此时容易出现饥饿的状况，此时可以将水果作为下午加餐。在水果的选择上，可以跟早餐前 10 分钟吃的差不多。比如说葡萄、火龙果等，如果怕水果生冷会带来身体的不适，还可以在吃水果之前喝一杯热水，来保证胃肠的舒适。

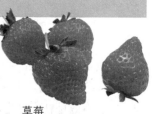

葡萄

草莓：美容补血两相宜

草莓外形呈心形，鲜美红嫩，果肉多汁，酸甜可口，香味浓郁。中医认为，草莓性平，味甘酸，有润肺生津的作用，可治疗肺燥伤津等症；有健脾和胃的功效，用于脾胃虚弱之症；还具有补血益气的功效，对气血不足之虚症有效。

草莓

草莓的营养配比很合理，其中维生素C的含量约是等量的西瓜、葡萄或苹果的10倍，草莓中的维生素C除了可以预防坏血病外，对动脉硬化、冠心病、心绞痛、脑溢血、高血压、高脂血症等疾病，都有积极的预防作用。

国外最新研究还指出，草莓中含有一种胺类物质，对治疗白血病和再生障碍性贫血有一定的功效。草莓中富含铁、果糖、葡萄糖、柠檬酸、苹果酸等，贫血人群不妨多吃一些。

此外，草莓在水果中含肌肤所需营养素较为丰富，用草莓敷面美容，能收到令人满意的效果。草莓还具有去皱增白的功效，是美容之理想食品。

草莓牛奶汁

原料

草莓8颗，鲜牛奶250毫升，蜂蜜30毫升。

做法 ➞

1️⃣ 先将草莓洗干净，去掉上面的蒂，切成小片或块。

2️⃣ 把鲜牛奶倒进搅拌机，再将草莓一起倒入，搅拌5分钟。

3️⃣ 盛入小杯中，放入冰箱30分钟，即可饮用。

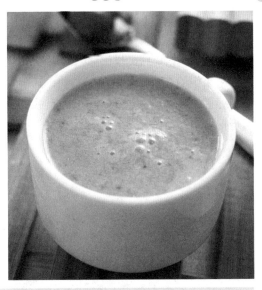

适宜人群 一般人群均可食用，夏季烦热口干或腹泻如水者；癌症，特别是鼻咽癌、肺癌、扁桃体癌、喉癌患者尤宜食用；痰湿内盛、肠滑便泻、尿路结石病患者不宜多食。

《 搭配宜忌

 草莓适合与牛奶搭配，能起到清凉解渴、增加营养、养心安神等功效；适宜和山楂搭配，有消食减肥的功效。

❌ 草莓不能与钙剂一起食用，如果您在补钙期间长期大量食用草莓，容易形成结石。

选购技巧 在选购草莓时要先看外形，色泽鲜亮、颗粒圆整、蒂头叶片鲜绿的为优质草莓；其次，在选购草莓时，不要挑选那些太红的，因为颜色越鲜艳的越酸，红里带点儿白的最为香甜。个头太大或者畸形的，也要慎选。优质的草莓甜度高且甜味分布均匀。有激素的草莓尝起来是寡淡无味的。还有就是看重量，特别大的草莓要谨慎选购，大小适中的才是可取的。

苹果：富含膳食纤维的"全科医生"

苹果中含有丰富的膳食纤维，膳食纤维利于肠胃蠕动，有助于排毒。除此之外，苹果还有多种功效，可以说是"全科医生"。

苹果味甘，微酸，具有润肺、健脾、益胃、生津止渴、清热除烦、助消化、止泻、顺气醒酒之功效。苹果含有蛋

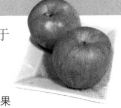

苹果

白质、脂肪、糖类(葡萄糖、果糖、蔗糖)、钙、磷、铁、钾、胡萝卜素、维生素 A、维生素 B₁、维生素 B₂、维生素 C 等。因苹果含有丰富的果胶，有助于调节肠的蠕动，而它所含的纤维质则可帮助排出体内的垃圾，因而食用苹果有助于人体排毒养颜。

苹果中的有机酸能刺激肠蠕动，其所含的纤维能使大便松软，既能润肠通便，又可预防癌症。苹果所含的硼元素能防止或减少钙与镁的丢失，故可促进骨骼健康和防治骨质疏松。

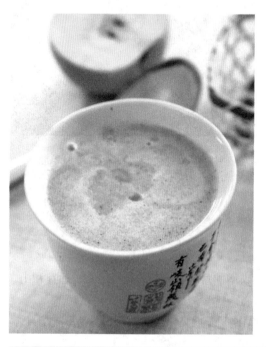

苹果芦荟汁

原料

苹果 1 个，芦荟 20 克，冰块适量。

做法

❶将苹果洗净，去皮及核，切成小块备用；将芦荟洗净，切成小丁待用。

❷苹果、芦荟放入果汁机中，加入冷开水搅拌均匀，再倒入杯中，放入冰块调匀即可。

 适宜人群　一般人都适合食用，但是由于苹果富含糖类和钾盐，摄入过多有损心、肾，所以冠心病、心肌梗死、肾炎及糖尿病患者切忌多食。

《 搭配宜忌

✔ 苹果适宜和枸杞搭配，能为人体提供更丰富的营养成分，可以用来治疗小儿下痢。

✘ 苹果和海味食物不宜同食，二者同食，会有复杂的生化反应，产生对人体不利的物质，引起腹痛、呕吐。

选购技巧　在选购苹果时，要先观察苹果的表面，如果表面有很明显的瘢痕，或者是青一块红一块的瘀青，或者有虫洞的都不能选择。好的苹果表面有一条条丝状纹路，底部凹陷比较深，闻起来香味浓厚，或者有浓重的酸甜感。通常情况下，表面太过于光滑发亮的，不一定就是优质的苹果，而表面有细小粗糙细纹的，反而会更甜脆一些。

猕猴桃："维生素 C 之王"

猕猴桃也叫作奇异果、毛桃、藤梨，因为猕猴很喜欢吃，所以被称为猕猴桃。

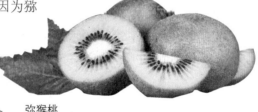

弥猴桃

猕猴桃当中含有蛋白质、脂肪、糖类、果酸、膳食纤维、钙、磷、铁、钾、镁、类胡萝卜素、维生素 C、维生素 B_1、维生素 B_2 等。其中，维生素 C 的含量在所有的水果当中名列前茅，一个猕猴桃能够提供一个人一日维生素 C 需求量的两倍多，比柑橘类高 5 ～ 8 倍，比苹果高 19 ～ 83 倍，比梨高 32 ～ 130 倍，所以猕猴桃也被誉为"维生素 C 之王"。

猕猴桃味甘酸，性寒，有生津解热、调中下气、止渴利尿、滋补强身之功效。其含有硫醇蛋白酶的水解酶和超氧化物歧化酶，具有养颜、提高免疫力、抗癌、抗衰老、软化血管、抗肿消炎功能。猕猴桃含有的血清促进素具有稳定情绪、镇静心情的作用；所含的天然肌醇有助于脑部活动；膳食纤维能降低胆固醇，促进心脏健康；猕猴桃碱和多种蛋白酶，具有开胃健脾、助消化、防止便秘的功能。此外，猕猴桃还有乌发美容、娇嫩皮肤的作用。

猕猴桃酸奶

原料

猕猴桃 1 个，酸奶 300 毫升。

做法

1. 猕猴桃去皮，其中 3/4 的猕猴桃切成小块，剩余的 1/4 捣碎过滤出汁。
2. 酸奶倒入杯中，然后再将猕猴桃汁倒入，拌入切成小块的猕猴桃肉，搅拌均匀即可饮用。

适宜人群 一般人都可以食用，尤其是那些情绪低落，常吃烧烤的人，更应该多吃一些猕猴桃。但是，由于猕猴桃偏寒性，所以，脾胃虚寒的人要小心食用，不可贪食，以免引起身体不适。

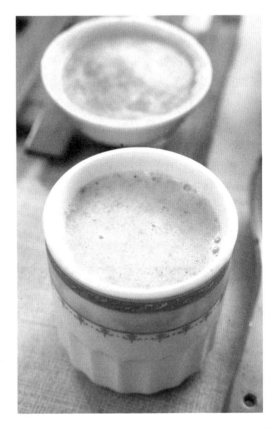

◁◁ 搭配宜忌

✓ 猕猴桃适合与酸牛奶搭配食用，能够为人体提供丰富的营养成分，帮助肠内益生菌的生长，从而有利于便秘症状的有效缓解。

✗ 猕猴桃不适合和黄瓜搭档，黄瓜会破坏猕猴桃中的维生素 C。

选购技巧 在选购猕猴桃时，一定要选头部尖尖的，如同小鸡嘴巴的果子，如果像鸭子嘴巴一样扁扁的，有可能是使用了激素，最好不选。成熟的猕猴桃果实整体摸上去比较软，一块硬一块软的则是有问题，不能购买。

火龙果：瘦身抗癌的不甜水果

火龙果营养丰富、功能独特。火龙果肉含有丰富的胡萝卜素、维生素 B_1、维生素 B_2、维生素 B_3、维生素 B_{12}、维生素 C 等。果核内更含有丰富的钙、磷、铁等矿物质及各种酶、白蛋白、纤维质及高浓度天然色素花青素。

火龙果

火龙果中还含有大量的膳食纤维，可以增加我们的饱腹感，能有效降低食欲。它还可以促进肠胃的畅通和排泄，把体内堆积的垃圾和有毒物质排出去，想要减肥的人应该长期坚持吃火龙果。

火龙果有抗癌作用。火龙果果实和茎的汁对肿瘤的生长、病毒感染及免疫反应抑制等病症表现出了积极作用，同时火龙果中还含有一种叫作花青素的成分，不仅可以抵抗衰老，还具有抑制脑细胞变性的作用。

火龙果是一种不甜水果。火龙果的果肉几乎不含果糖和蔗糖，糖分以葡萄糖为主。这种天然葡萄糖，容易被人体吸收，适合运动后食用。但火龙果的葡萄糖不甜导致大家误以为这是低糖水果。其实，火龙果的糖分比想象中的要高一些，糖尿病患者需要注意不宜多吃。

◁◁ 搭配宜忌

✓ 火龙果适宜与牛奶搭配，火龙果中含有丰富的维生素、水溶性膳食纤维，以及一般植物少有的植物性蛋白和花青素，对重金属中毒具有解毒的功效，配合牛奶食用疗效更加明显。

✗ 没有特别不适合搭配的食物。

火龙果奶昔

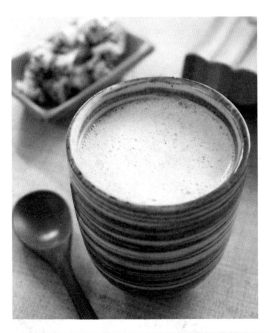

原料

火龙果 300 克，酸奶适量。

做法

❶ 火龙果去皮，用刀切成小块，用勺子压碎。

❷ 火龙果和酸奶一起加入料理机内搅拌即可。

适宜人群 一般人均可食用，但是糖尿病患者，气郁体质、痰湿体质、血瘀体质的人群少食。

选购技巧 在选购火龙果时，先要看果实的整体颜色。表面越红意味着火龙果熟得越到位。同时还要看看火龙果的表皮是否光滑。一般情况下，表皮越光滑就越证明火龙果新鲜，那么里面的果肉也就越好吃。此外还要看火龙果的根部。如果根部存在腐烂，则证明火龙果里面的果肉有可能已经变质了。在观察完之后，还可以拿起大小差不多的两个火龙果掂一掂重量。同等个头下，要挑比较重的那个火龙果，这样的果实汁多、果肉饱满，口感很好。

香蕉：润肠益智的好帮手

香蕉中含有一种叫 5- 羟色胺的物质，它可以帮助大脑获得快感，进而促使人脑产生极富创造力的灵感，所以香蕉被誉为"智慧之果"。

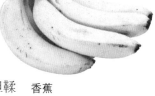
香蕉

香蕉是淀粉质丰富的有益水果，味甘性寒，可清热润肠，促进肠胃蠕动。但是要吃熟透的香蕉，生香蕉会有涩味，这种涩味来自于香蕉中的鞣酸，当香蕉催熟后，已尝不出涩味了，但鞣酸的成分仍然存在，鞣酸有很强的收敛作用，会让粪便变得干硬，造成便秘。

有关专家研究发现，香蕉中含有一种化学物质，能增强胃黏膜的抵抗能力，增强对胃壁的保护，从而起到防治胃溃疡的作用。

患有忧郁症的人脑里缺少 5- 羟色胺，适当吃些香蕉，可以驱散悲观、烦躁的情绪，增加平静、愉快感。

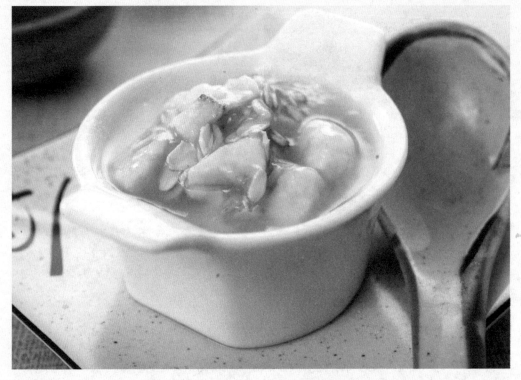

香蕉燕麦粥

选购技巧 通常情况下，优质的香蕉有着金黄的光泽。看完色泽还要留意一下香蕉的外皮。没有损烂，整体完整，颜色均匀的为好香蕉，允许有黑点存在，前提是出现黑点的部位没有腐烂现象。香蕉柄快要脱落，或者已经脱落了的香蕉，一般都是熟透了的香蕉，如果即买即吃的话，可以选择。

原料

香蕉 2 根，燕麦片 150 克。

做法

1. 香蕉切片备用。
2. 锅内烧适量开水，水开后将燕麦片倒入。
3. 燕麦片煮 5 分钟后将切好的香蕉片倒入燕麦粥内。
4. 续煮一分钟即可饮用。

❮❮ 搭配宜忌

✔ 香蕉适合和燕麦同食，二者同食，可以提高人体血清素含量，改善睡眠。

✖ 香蕉不宜与芋头同食，同食容易导致胃部不适、腹部胀满疼痛。

适宜人群 一般人群均可食用香蕉，尤其适合口干烦躁、咽干喉痛、大便干燥、痔疮、大便带血者；脾胃虚寒、便溏腹泻者不宜多食、生食香蕉，胃酸过的多者不可食用，急慢性肾炎及肾功能不全者忌食香蕉。

第四章

每天喝什么，
选好饮品更健康

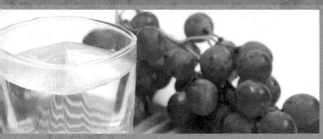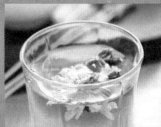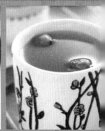

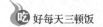

❀ 每天如何健康饮水 ❀

别等口渴再喝水

有很多人没有养成有规律喝水的好习惯，平日里总是等到感觉口渴的时候才会想起喝水，而这个时候，其实体内失水已经达到2%了，身体的某些功能已经开始下降。因此，我们要养成主动饮水的习惯，随时放一杯或一瓶水在手边，想起来就喝几口，得空就抿上一口，水要少量多次饮用。如果长时间不喝水，而喝的时候一次饮用太多的水，就会加重肠胃的负担，使得胃液被稀释，既降低了胃酸的杀菌作用，同时又会妨碍食物的消化进度，影响到我们的身体健康。

尤其是老年人，更不能等到口渴了的时候再喝水，由于老年人的大脑和机体在应对口渴的信号方面不够协调，即便身体已经严重缺水了，但是也难第一时间让他们觉得口渴。另外，老年人由于脏器功能减退，体液比中青年要少15%左右，因此，老年人的热平衡与抗热能力都比较差。如不经常及时补充水分，很容易出现生理性缺水及血液浓度增大的情况，影响血液的正常循环，诱发高血压、脑血栓、心肌梗死等严重病症。而小孩、年轻人，尤其是上班族，喝水问题也是不容忽视的问题，不论哪个人群，及时给自己的身体补水，除了一日三餐以外，及时补充水分是保持身体健康的不二法则。

一天最佳饮水量：2500毫升

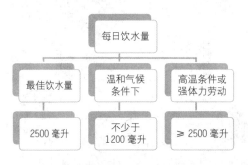

每个人每天都要和水打交道，人离不开水，就像鱼离不开水一样，人没有水就无法生存，而且水的作用是任何饮料都不能代替的。从健康的角度来说，水是解渴且有益身心的饮品，它不含热量，不用消化就能被人体直接吸收。人每天补充的水分也是有一定量的，如果能够满足了这个饮水量，那么对身体是很有益处的。

那么，一天饮水量多少为宜呢？《中国居民膳食指南》指出，健康成人每天需要水2500毫升左右。在温和气候条件下生活的轻体力活动的成年人每日最少饮水1200毫升（约6杯）。在高温或强体力劳动的条件下，应适当增加。饮水不足或过多都会对人体健康带来危害。饮水应少量多次，要主动，不要感到口渴时再喝水。

老年人每日饮水量应为成年人的4/5左右。男性每日饮水量要比女性增加10%~15%，婴幼儿由于生长发育其新陈代谢较成年人旺盛，因而相对需水量较多，应在不口渴情况下再补充100~500毫升。

一天饮水时间表

掌握好喝水的时间也是很重要的，按照饮水时间表喝水，养成有规律补水的好习惯，对身体是很有好处的。专家推荐了一个"喝水时间表"，提供给读者以做参考。

6:30 A.M.

早晨起床以后，如果空腹时先饮下两杯水，既能够有效补充生理性失水造成的水分不足，同时又可以降低血液的黏稠度，加快身体的血液循环，促进粪便、尿液等代谢废物快速排出体外，对预防脑梗死、脑血栓、高血压、动脉硬化、心绞痛等心脑血管疾病的发生以及泌尿系统结石、尿路感染等病症，均有重要的作用。

8:30 A.M.

工作日的时候，从起床到坐到办公室这个时间段，如果起得晚，因为害怕迟到，身体总会处在紧张的情绪中，无形中就会导致脱水，所以，到了办公室之后要及时给身体补水。

11:00 A.M.

在办公室坐了一上午之后，要及时起身活动一下，舒展一下身体，这时可以喝第三杯水，这个时间段喝水，不仅可以补充一上午工作中流失的水分，还可以缓解紧张的工作情绪。

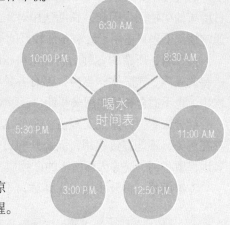

12:50 P.M.

用餐的时候尽量不要喝水，午餐后半小时可以喝一杯水，这样不仅可以促进消化，还有助于保持体形。

3:00 P.M.

下午 3 点的时候，这个时候人一般都有点儿疲惫，人会感到很没精神，这时很多人会选择喝提神咖啡。其实，喝咖啡还不如喝健康营养的凉白开，不仅可以补充水分，还可以保持头脑的清醒。

5:30 P.M.

吃晚饭之前再喝一杯水，这样可以增加饱腹感，吃晚餐的时候也就不会因为饥饿而暴饮暴食了，这样也十分有利于减肥。

10:00 P.M.

睡前一至半小时再喝一杯水，这算是一天当中的最后一杯水了。可以避免漫长的睡眠过程中出现过度缺水的现象。但是，切记不能喝太多，否则会影响睡眠质量，而且还容易造成身体浮肿，影响第二天晨起床时的状态。

对于感冒发热以及身体虚弱的人来说，睡前不可多喝，以免夜尿频繁影响休息，但是，要在床前备一杯水，半夜醒来可以随时抿上一小口及时补充水分，每次不可过量，以温润嗓子为标准即可。

凉白开水是最好的日常饮料

我们生活中常见的水有纯净水、蒸馏水、矿泉水、白开水以及各种饮料等，那么，喝哪种水对我们来说才是最健康营养的呢？不同的水有不同的特点，我们可以先来了解一下，然后再进行合理的选择。

首先是纯净水，纯净水是以自来水或江河湖海的水为水源，通过反渗透、蒸馏等方法，有效去除了水中的微生物、有机物等有毒有害的物质，但是在这个过程当中，同时也去除了钾、钙、镁、铁等对人体有益的矿物质。所以并不适合长期饮用，特别是处于生长发育期的婴幼儿以及儿童、孕妇还有乳母，以及年老体弱者等人群，更不能把纯净水作为长期的饮用水源。

蒸馏水，是利用蒸馏设备，使液态的水蒸气化，然后使水蒸气凝结成水。和纯净水相同，虽然蒸馏水中有效地除去了微生物等有毒有害的物质，但是其中却可能含有危害人体健康的低沸点有机物，长期饮用也会对我们的健康产生不利影响。因此，也不能作为长期的饮用水源。

天然、卫生、营养的矿泉水，算得上是比较理想的饮用水。与纯净水不同的是，在生产的过程中，矿泉水尽可能地保留了原水中的矿物质，在一定程度上可以补充人体每日所需的矿物质。因此，长期饮用对人体很有益处。不过，矿泉水的生产成本比较高，通常情况下也只适用于经济条件较好的居民。

而饮料，所谓的各种功能性饮料，以及果汁等，虽然宣传语说得很好，但是，几乎所有的果味、碳酸饮料当中，都有各种不利于身体健康的添加剂等成分，并不适合长期饮用，也不适合长时间用来帮助自己解渴。

综合来看，健康而又经济实惠的水，还是白开水。水管中直接流出的自来水，由于存在污染，不能直接饮用，而烧开的自来水，不仅去除了有毒有害的有机物，同时还有效地保留了钙、镁等人体所需的矿物质，可以放心饮用。

专家解释，白开水进入人体后，不但能解渴，还可以促进身体的新陈代谢，发挥出调节体温、输送营养、清洁内部环境等作用，而充足的白开水还能够保持身体电解质的平衡，通过尿液排出体内毒素。据介绍，经常喝白开水的人，体内脱氢酶活性高，肌肉内乳酸堆积少，不易产生疲劳。相对于矿泉水、纯净水以及果汁饮料来说，烧开的自来水成本低廉，效果却不可小视，可谓既实惠又健康，基本上适合所有的人群饮用。

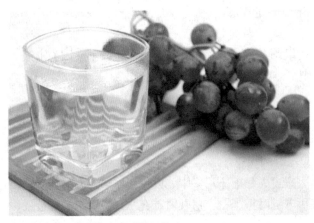

白开水是为人体补充水分的最好饮品。

牛奶应该怎么喝

早餐奶不能代替早餐

现在随着人们生活节奏的加快，大多数人都喜欢追求快捷方便，再加上早餐奶多种口味的诱惑，早餐奶越来越受人们的喜爱，尤其是对于那些痴迷多样香甜口感的少年儿童来说，更是如此。有的人不仅是每天早上必饮早餐奶，有时候口渴了也喝它，甚至用它取代了饮用的纯牛奶。

早餐奶和纯牛奶虽然都有牛奶的成分，但是，早餐奶和纯牛奶的配料并不一样。纯牛奶就是鲜牛奶，而早餐奶的配料就比较复杂了，早餐奶严格来讲，就是经过调味的乳饮品。乳品生产企业在生产加工牛奶产品时，为了使牛奶变得可口一些，会在牛奶中加入一些果汁、麦片、麦芽精等添加物。这些添加物虽然可以让调味乳更加的可口美味，但是却稀释了牛奶本

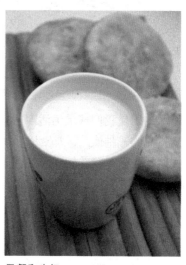

早餐和牛奶

身的营养成分，使蛋白质和脂肪的含量都相应降低了很多，所以，从蛋白质、脂肪的含量角度来说，早餐奶的营养并不及纯牛奶。

既然说早餐奶的营养不如牛奶，那为什么还很受欢迎呢？这主要是因为，早餐奶是"应急早餐"的最好选择。很多人在没有时间或者没有条件正经吃早饭时，就会用饼干等来充饥，可是这些食物当中含有大量的糖分，甚至有的还有脂肪含量超标的情况，并且含有大量的反式脂肪酸，对我们的身体健康帮助有限，甚至吃多了还有害处。而牛奶的营养远比它们高出许多，但是，大多数人空腹喝牛奶，会因为乳糖不耐受而造成腹泻、腹胀等问题，这时候，一袋早餐奶就能解决这些层出不穷的麻烦。这是因为，早餐奶当中含有一定的碳水化合物，能够缓解乳糖不耐的情况。这也是人们选择早餐奶，如此青睐早餐奶的主要原因之一。如果早餐选择早餐奶，别忘了还是要搭配一些主食类食物，如面包、馒头等，来补充我们身体所需的营养和能量，这样才是合理健康的早餐结构。

骨汤补钙不如牛奶

日常生活当中，常听说有骨汤能够补钙的说法，但事实的真相并不是这样的，每100毫升的牛奶当中含有104毫克的钙，而每100毫升的骨汤中却只含有1.5毫克的钙，而且骨头中钙结合得很紧密，不会轻易被人体吸收。

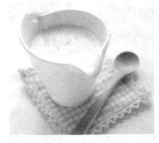

牛奶

相比之下，牛奶中含有丰富的钙，算得上是补钙的理想食品。食物的补钙作用不能只看含钙量的多少。比如说，海带的含钙量非常高，但是吸收并不十分理想。虾皮的含钙量也很丰富，也是由于吸收率不够好而不能称为补钙佳品，而牛奶不仅含钙量丰富，而且很易被人体吸收。所以说，如果想要为身体补钙，直接喝牛奶的效果就比较好。

正确喝牛奶的方法

牛奶是我们日常生活中非常常见的一种饮品，那么怎么喝牛奶才是最营养的呢？如何才能够最大限度地发挥牛奶的营养价值呢？

很多人喝牛奶的时候都喜欢往里面加东西，比如说加燕麦、蜂蜜、水果、巧克力、白糖等，认为这样喝会更加营养，其实这样的喝法并不是最好的方法，加燕麦还可以，但是切记不能加过多的白糖。而

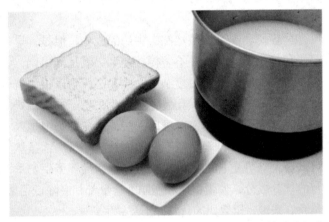

鸡蛋面包搭配牛奶能为人们上午的工作和活动提供足够的蛋白质和淀粉。

且，最好不要加水果，因为水果中的弱酸性物质和牛奶中的蛋白质作用生成凝胶质物，不易被消化。

直接把凉牛奶用热水焐热，或者在常温的状态下直接饮用就是比较好的方法，如果有的人喜欢喝热牛奶的话，可以用锅加热一下再喝。在加热牛奶的时候，要注意要时不时搅拌一下。有的人在加热的时候喜欢把牛奶煮开，认为这样可以起到消毒的效果，其实现在市面上贩卖的牛奶都是经过消毒程序的，所以完全没有必要煮沸甚至煮沸两次之后才喝，这样增加了麻烦的同时还容易造成钙质的流失与浪费。

关于健康喝牛奶的量，每天喝 250 毫升牛奶就可以了，袋装的每天一袋即可，最多一天不能超过 500 毫升。

喝牛奶有五忌

很多人喜欢喝牛奶，甚至有人把牛奶当成水来喝，但是，牛奶如果饮用不当，不光不能够充分发挥出其营养价值，还容易给我们的身体带来不适，既浪费牛奶又影响身体健康。所以，我们需要了解一下喝牛奶的禁忌。

1. 牛奶不能空腹喝

空腹喝牛奶，牛奶不能被充分酶解，其中的蛋白质很快就会转化为能量被消耗掉，营养成分不能得到很好地吸收。有些人还可能出现腹痛、腹泻等症状，体内生成的乳糖酶极少，空腹喝进大量的牛奶，牛奶中的乳糖不能被及时消化，转而被肠道内的细菌分解，产生出大量气体、酸液，刺激肠道收缩，出现腹痛、腹泻等不适症状。

2. 不要用牛奶服药

有人认为，用有营养的东西送服药物肯定有好处，这其实是极端错误的饮食误区。牛奶能够明显地影响人体对药物的吸收速度，使血液中药物的浓度较相同的时间内非牛奶服药者明显偏低。用牛奶服药还容易使药物表层形成覆盖膜，使牛奶中的钙与镁等矿物质离子与药物发生化学反应，生成非水溶性物质，这不仅降低了药效，还可能对身体造成危害。所以，在服药前后各 1 ~ 2 小时内最好不要喝牛奶。

3. 不要让牛奶晒太阳

生活中经常可见送奶、取奶途中，牛奶被置于阳光中的现象。牛奶在阳光下直接照射时间较长的话，这样太阳会毫不留情地破坏牛奶中的营养成分。阳光照射 2 小时，牛奶中的核黄素会损失一半，而核黄素被阳光照射后转化成的荧光核黄素还可进一步破坏维生素 C，所以说牛奶要注意避光，更不能长时间处于曝晒的环境当中。

4. 不要在牛奶中加巧克力

有人喜欢把巧克力加入牛奶中同食，以除去牛奶中的怪味，这是不科学的。牛奶中含有丰富的蛋白质和钙，与巧克力一起食用，牛奶中的钙与巧克力中的草酸结合，就会形成不溶的草酸钙，人不但无法吸收，时间长了还会出现头发干枯、腹泻、缺钙等现象。因此，喝牛奶和吃巧克力的时间要分开，喝牛奶时最好吃些饼干、面包之类的碳水化合物而不是巧克力。

5. 牛奶忌加糖煮

煮牛奶的时候不能加糖，牛奶中含有赖氨酸，白糖中含有果糖，这两种物质在高温下会形成结合物——果糖基赖氨酸。该物质不能被人体消化和吸收，不仅破坏了蛋白质的营养价值，还可能对人体造成一定的毒性。若想喝加糖的牛奶，可以在牛奶稍凉后再加入少量的糖搅拌均匀后饮用，但是，我们还是提倡，尽量不要在牛奶中加糖。

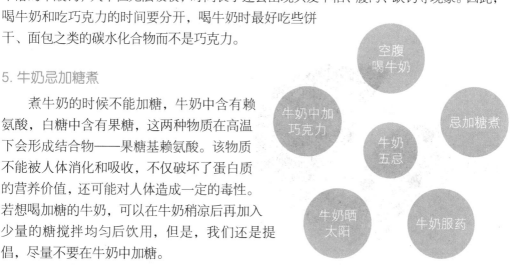

怎样选择优质牛奶

现在市场上牛奶的品种和品牌可谓琳琅满目，不同的加工工艺和消毒方式之下的牛奶，营养价值和价格都是不同的。从其加工消毒的方法上来看，我们常见的牛奶主要有两种消毒方式：一种是高温消毒，另一种是巴氏消毒。这两者的性价比具体如下图：

牛奶品种	消毒方法	保质期	保存方式	营养价值	价格
巴氏消毒奶	摄氏70度低温	7天左右	冷藏	较高	9元/500毫升
高温消毒奶	摄氏100多度高温	45天左右	常温	一般	4元/500毫升

我们在选择牛奶的时候，不能随便拿一袋一瓶或者抱一箱就走人，要注意对比一下牛奶的保质期，生产日期以及配料和加工方式、消毒工艺等问题。一般都是蛋白质越高的牛奶越好。除了这些基本常识之外，挑选牛奶还需要一点儿小技巧。

1. 看脂肪含量

同等价位的牛奶，要注意看脂肪的含量，一般原料奶的乳脂含量越高，那么牛奶的质量也就越好。

2. 低温灭菌

如果在含有同等脂肪含量的情况下，那么就要选择低温灭菌的，因为低温灭菌的工艺之下，牛奶中的营养素能够保存得更加全面一些。因为低温牛奶保质期比较短而且还比较贵，所以我们也要参考自己的具体消费能力和饮用牛奶的习惯等问题来进行合理的选择。

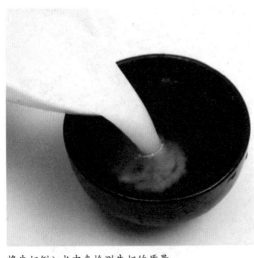

将牛奶倒入水中来检测牛奶的质量。

3. 不挂杯的牛奶是好牛奶

把刚刚买回来的牛奶迅速倒进干净的透明玻璃杯中，然后把玻璃杯慢慢倾斜，看杯子里是不是有一层奶膜留在杯子的内壁，如果有且不挂杯，就说明是比较新鲜的牛奶。

4. 奶汁滴水

盛一碗凉水，然后把牛奶倒进水当中，如果是质量好的牛奶，就会凝固沉底，如果浮散开来则说明牛奶的质量不够好，下次购买就要多多注意了。

❀ 巧用蜂蜜水 ❀

蜂蜜茶水有奇效

　　蜂蜜是比较高级的甜味剂，它荟萃了百花的精华。用蜂蜜泡茶保健效果很好，可以和很多茶材搭配，比如说和陈皮泡茶有健脾的功效，和绿茶搭配有缓解咽炎的作用，蜂蜜有润肠通便的作用，每天早上喝一杯温蜂蜜茶水能改善肤色，达到美容瘦身的效果。另外蜂蜜含糖量不高，不必担心有得糖尿病的危险。下面我们就来介绍几种效果良好的蜂蜜茶水：

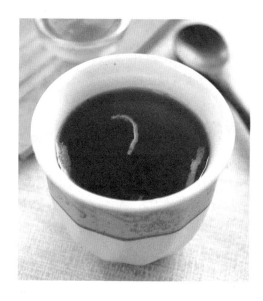

蜂蜜陈皮茶

材料

陈皮10克，茶叶10克，蜂蜜适量。

做法

❶ 将陈皮放进锅内，加适量水，用小火煮5~10分钟。

❷ 将茶叶放进杯中，用刚才烧好的陈皮水冲入杯中，加盖闷泡5分钟，即可饮用。

功效

陈皮搭配蜂蜜，既可以健脾，又可以养胃，是很适合春季的保健茶。

蜂蜜绿茶

材料

绿茶30克，蜂蜜适量。

做法

❶ 将绿茶放进杯中，然后冲入开水，闷泡10分钟左右。

❷ 待茶温热的时候依个人口味调入蜂蜜即可。

功效

这款茶饮可以缓解轻微的咽炎，喝的时候尽量让茶水在咽喉处多停留一会，可以有效缓解咽炎的症状。

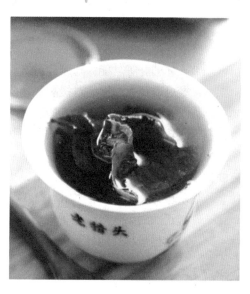

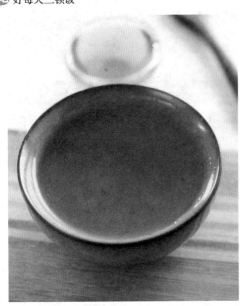

蜂蜜香油水

材料

蜂蜜一勺，香油一勺。

做法 →

❶将一勺蜂蜜和一勺香油倒进杯中，用小勺搅匀。

❷将温水倒进杯中，水量不要太多，半杯就可以了，搅拌均匀即可代茶饮。

功效

这个蜂蜜小偏方可以对调理老年人气血不足造成的习惯性便秘很有帮助，香油和蜂蜜都很润滑，适合肠燥型便秘。

不同的季节，要选不同的蜂蜜

如果留意一下，就会发现，市场上有很多品种的蜂蜜，因为不同的蜂蜜是从不同的花中采来的，所以不同的蜂蜜功能也不尽相同，一年四季中，每个季节的花所酿造的蜂蜜也各有各的特点，所以要根据不同蜂蜜的不同功效和自己的需求来选择不同的蜂蜜达到健康养生的目的。

春天要喝油菜蜜

油菜蜜价格便宜，但是这并不意味着它的作用就很小，这种蜂蜜特别适合春天的时候饮用。春天是肝病高发的季节，而油菜蜜主要的功能就是保肝。保肝和补肝是不同的概念，肝不宜补，宜保养。此外，油菜蜜还有降血脂的作用，能很好地帮助我们清肝毒，可以调节人体的肝脏功能，起到补脾又养肝的作用。春天也是心脑血管疾病的多发期，常饮油菜蜜可以舒缓血管，对缓解和预防血管堵塞有一定的功效，从而能够有效地减轻心脑血管疾病的发病率。

春天比较干燥，这个时节人们的皮肤还比较容易过敏，常饮用一些油菜蜜可以起到清热润燥的功效，从而有效缓解皮肤的干燥症状。皮肤容易过敏的人，更适合春天喝点儿油菜蜜，可以起到很好的预防作用。

天然纯正的油菜蜜应该是呈现结晶状态的，有油菜花的特殊香味，这也是和其他蜂蜜区分的主要特点。一般人皆可食用，尤其适合肝功能不好和爱过敏的人群。

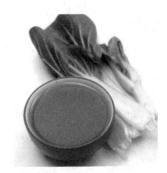

油菜蜜

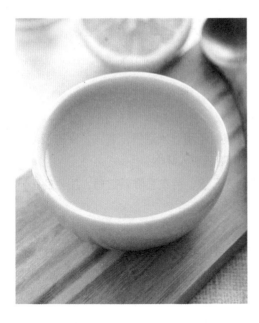

蜂蜜雪梨柠檬水

材料

柠檬一个，雪梨 1/4，油菜蜜适量。

做法 →

❶ 把柠檬、雪梨洗净，切片，一同放在茶杯中。

❷ 冲入沸水，待水温后加入适量油菜蜜搅拌均匀即可饮用。

功效

此糖水有滋阴润肺，美容养颜，排毒通便等多种功效，特别适合春天饮用。

夏天要喝槐花蜜

槐花蜜是蜂蜜中色泽、口味最好的蜂蜜之一。夏天天气炎热，人的血液也会变热，心火比较旺盛，而槐花蜜是蜂蜜中的上品，其性清凉，有清热、补中、解毒、润燥之功效，夏季喝槐花蜜有非常不错的降温消暑的作用。

夏日炎炎，人们往往容易心烦气躁，夜晚难以入眠，如果常饮用槐花蜜，就能够有效地帮助我们改善情绪不良的状况，达到宁心安神的效果。中年失眠者也比较适合喝槐花蜜，每天在临睡前服用适量的槐花蜜能够降低中枢神经的兴奋程度，起到催眠的作用，能有效提高我们的睡眠质量。槐花蜜是天然药物，喝槐花蜜来改善睡眠质量还可以避免服用催眠药物而产生的成瘾性。

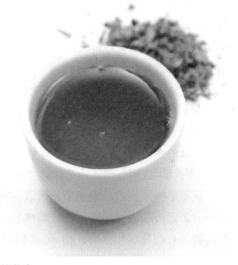

槐花蜜

槐花蜜色泽微黄，蜜质黏稠，芳味正，清香微辛辣，不易结晶。槐花蜜对于一般人来说都适合，较适用于慢性病患者及心血管病病人的保健食用，尤其适合老年人。槐花蜜也比较适合湿热体质、肝火、心火旺盛的人群以及高血压患者长期饮用。脾胃虚寒的人要慎用，糖尿病患者慎服。

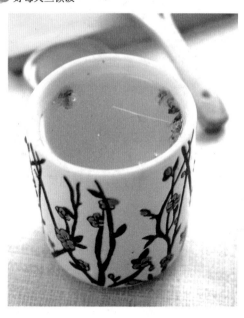

槐花蜂蜜饮

材料
干槐花 5 克，槐花蜜 30 毫升。

做法 →
① 将干槐花用温水泡开，清洗，择去枝条，自然风干后放入杯中。

② 倒入开水，待水温降低之后，加入槐花蜂蜜调匀即可饮用。

功效
槐花蜜其性清凉，具有槐花之去湿利尿、凉血止血之功效，常服槐花蜜能改善人的情绪，达到宁心安神效果。

秋冬要喝椴树蜜

椴树蜜有润肺、预防咳嗽、支气管炎等诸多功效，比较适合在秋冬季节饮用，常用来辅助治疗肺结核以及气管炎等症状，椴树蜂蜜还可以促进钙的吸收，防止钙的流失。此外，椴树蜜对清热补中有非常不错的效果，同时还有养胃补虚、解毒润燥的良好功效，同时还有一定的镇静作用。

椴树蜜中的果糖可以很快地被人体吸收利用，可用来改善血液的运营状况。还能有效地缓解疲劳，人体在疲劳的情况下饮用适量的椴树蜜，15分钟左右就可以明显消除疲劳的症状。

秋冬是糖尿病的高发季节，所以在秋冬季两季糖尿病患者可以适当地饮用一些椴树蜜，椴树蜜当

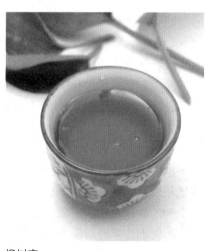

椴树蜜

中主要含有葡萄糖和果糖，糖尿病病人不能有效调控葡萄糖，但是果糖不需要胰岛素的调控，所以椴树蜜可以用于糖尿病患者能量的补充。同时，由于椴树蜜中含有丰富的酶类以及各种维生素，能够很好地促进人体的新陈代谢，为人体及时补充营养成分，所以说合理食用椴树蜜对糖尿病患者是十分有益的。

椴树蜜为透明浅黄色液体，黏稠透明，有油脂的光泽。较易结晶，结晶后呈细腻洁白的油脂状。具浓郁的椴树花香味，未结晶时，浅黄剔透，结晶后晶莹洁白。一般人群均可食用椴树蜜，适宜老年人、小孩、便秘患者、高血压患者、支气管哮喘患者食用。

蜂蜜牛奶

材料

奶粉 1 勺，椴树蜜适量。

做法

1. 将沸水冷却至 40℃左右，加入已准备好的奶粉，拌匀至奶粉完全溶解。
2. 依个人口味加入椴树蜜，拌匀至椴树蜜完全溶解，即可饮用。

功效

补虚和中，益气养胃。适用于老年消化性溃疡、胃疼缠绵、不思饮食、大便干结、神疲乏力、面色萎黄等。

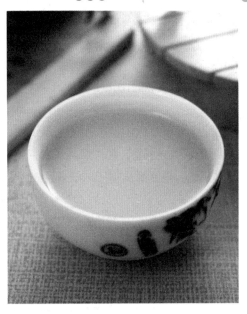

在家自制方便省事的中药蜜丸

传统的中药有一个很大的好处，那就是可以因人施治，通常情况下，大夫会根据病人的体质、病情、生活习惯等来进行开方，所以吃这种汤药来治病的效果往往更好一些。但是，很多人都有体会，汤药的最大缺点就是制作起来比较麻烦，而且携带还十分不便，还不易保存。其实，如果是需要长期服用汤药的话，我们就可以将需要服用的药材自制成简易的中药蜜丸，不仅能够有效地减轻中药的苦涩口感，而且药效还会更好一点儿，同时，还有很重要的一点就是，也帮助我们解决了制作麻烦和携带不便的问题，而且，通常是一次性制好就行，不像药汤一样，总得熬制。

现在有的人更倾向于服用小粒的水丸，认为这样的药丸不用嚼，直接用水吞服，比较省事儿，不过，如果这种药有蜜丸，最好还是选择蜜丸，尤其是吃滋补类的中成药丸，比如补中益气丸、归脾丸、乌鸡白凤丸等，更是要选择传统的蜜丸。这是因为用蜂蜜调制的药丸比起水丸来药性更好一些。蜂蜜的功效类似于甘草，可以滋补脾胃，又能调和药性，还能预防中药氧化变质。由于蜂蜜本身就是有黏性的，这样做中药丸的时候很容易成形，而且有甜味，可以中和中药那种苦味。实际上用蜂蜜来调和药丸的最大好处还在于它能够很好地缓和药性和保护我们的脾胃。

需要注意的一点就是，调制药丸的时候要用中蜜，中蜜做出来的药丸比较容易成形，嫩蜜适合直接食用，用来做蜜丸的话，不容易做成形，会粘连。

只有本身有黏性的中药粉，比如含胶质、淀粉的药，才可以用嫩蜜调和做蜜丸。而老蜜做出来的蜜丸太硬，不好吃，也只适合一些比较特殊的中药。那么如何来自制药丸呢？

自制中药蜜丸

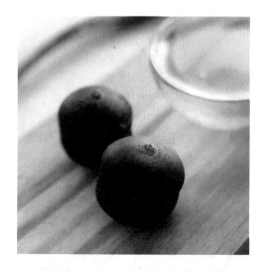

材料

中药、蜂蜜、香油各适量。

做法 →

①把从药店里抓来的中药打成粉备用。

②把蜂蜜放进锅里，加一点儿清水，用小火慢慢加热，直到蜂蜜冒出大量黄色的泡沫之后，马上关火。

③把事先准备好的药粉倒进锅里，迅速搅拌均匀。

④待锅内搅拌好的蜂蜜药粉凉到不烫手的时候倒出来，然后双手抹上香油，将药粉捏成一个一个的长条，然后用刀切成一段一段的，最后揉成圆形备用。

⑤把刚才做好的药丸都放进电饭锅当中，开"保温"档，烘6个小时左右，然后出锅装在不透光的瓶子里保存，服用时随时取出即可。

健康小贴士

做药丸的时候可以根据500克药粉配600克蜂蜜的标准进行调配。如果最后揉成的药粉比较稀，不成圆形的话，可以适量地加一些淀粉进去，不用担心会影响药效。

选购优质蜂蜜的窍门

现在市场上的蜂蜜有很多种，不论是品牌还是成分，都层出不穷，琳琅满目让人眼花缭乱，但是我们要知道，在这么多的蜂蜜当中，也是有真有假的，有的蜂蜜很纯正，买来食用后具有很不错的效果，有的则掺了假，如果没有辨别出来，买回家食用的话，营养价值不仅会大打折扣甚至还会有副作用。只要我们掌握了挑选蜂蜜的小窍门，就很能选到质量好的蜂蜜。

看黏稠度
看颜色
要到正规商店买
购蜜小窍门
看杂质
闻香味
用火烧

1. 看颜色

由于蜜蜂采的花不相同，所以蜂蜜的颜色也是不同的，那么，哪种颜色的蜂蜜的质量比较好一些呢？一般来说，深色蜂蜜所含的矿物质比浅色蜂蜜要丰富一些，如果想要通过饮用蜂蜜来补充微量元素，可以选择颜色比较深的蜂蜜，比如说枣花蜜。如果是看光泽的话，一般质量好的蜂蜜，质地都比较细腻，颜色也比较光亮；而质量差的蜂蜜一般都是比较浑浊的，光泽度相对来说也比较差一些。

2. 看黏稠度

一般来说，蜂蜜越纯，其浓稠度就越高，在判断优劣时，可以将一根筷子插进去试一下，如果将筷子抽出来的时候可以见到筷子将蜂蜜的丝拉得很长，断丝时回缩的蜂蜜呈珠状则为优质蜂蜜。此外，也可以把盛装在玻璃瓶里的蜂蜜摇晃几下，有挂壁且挂壁时间越长越证明蜂蜜的质量越好。

3. 看杂质

市场上有的蜂蜜看起来杂质比较多，而这些杂质会对蜂蜜有一定的影响。要看蜂蜜当中是否有杂质的时候，可以把蜂蜜倒进透明的玻璃容器里面，然后对着阳光进行观察，杂质越少的蜂蜜质量越好，杂质太多的话，就不要购买了。

4. 用火烧

可以取出一些蜂蜜，用打火机点燃，能燃烧的就是好的蜂蜜，呲呲响的就是掺了果糖的蜂蜜，而在点燃的过程当中出现了气泡的话，就说明蜂蜜中掺水了。

5. 闻香味

真正的纯蜂蜜有浓浓的蜂蜜味道，有花香味，不论是哪种蜂蜜，都会有淡淡的花香味，而如果闻到了白糖味的话，就证明不是好的蜂蜜，要谨慎购买。

◈ 巧喝保健养生茶 ◈

茶是理想的身心保健品

饮茶，在我国有着悠久的历史，从神农氏煮茶解毒到陆羽的茶道茶经，茶在历史上一直扮演着不可或缺的角色。古往今来，人们在生活中经常以茶代酒，以茶会友，敬茶传谊，尤其是在现代生活中，茶早已被公认为理想的身心保健品，更有人将茶作为走亲访友的必备品，聚会、聊天时，总少不了来壶茶，泡杯茶，无茶不欢。

茶的保健功能不胜枚举，茶叶中含有大量的矿物质以及微量元素，它们对人体当中的某些激素的合成，以及能量转换，对人类的生殖、生长、发育，大脑的思维与记忆，还有

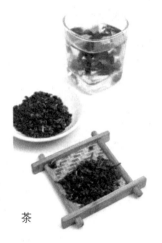

茶

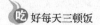

生物氧化、酶的激活、信息的传导等都起着重大的作用。据研究发现，茶叶当中所含的几十种矿物质中，含量较多的就是人体不可或缺的钾。

夏天由于天气炎热，我们会大量的出汗，而出汗过多的话，很容易出现缺钾的现象，如果缺钾的话，人就会萎靡不振，没有精神，工作没有效率，身体也会有各种不舒服的症状，即使是睡很久也总是提不起精神，还会茶饭不思。而饮茶就是补充钾的理想办法之一。其次，茶叶中还含有磷、钠、硫、钙、镁、锰、铅等多种矿物质，此外还有大量的微量元素如铜、锌、钼、镍、硼、硒、氟等，这些元素大部分都是人体所必需的。

茶叶当中还含有对人体极为重要的生物碱，这些生物碱主要是咖啡因、茶叶碱、可可碱、腺嘌呤等，其中咖啡因的含量较多一些。咖啡因能够兴奋中枢神经系统，增强大脑皮质的兴奋度，帮助人们振奋精神、增进思维、消除疲劳、提高工作效率等，古人称茶具有"益思""少眠""醒酒""清心""悦志"等功能，这些都是咖啡因的兴奋作用。

茶叶当中所含的大量的茶多酚对许多病原菌（如痢疾杆菌、大肠杆菌、链球菌、肺炎菌）的发育，都有很好的抑制作用。茶多酚可以和蛋白质结合起来缓和肠胃的紧张症状，茶多酚还能够保持微血管的正常抵抗力，节制微血管的渗透性，能够有效增加微血管的弹性，因此，对治疗糖尿病，高血压均有比较理想的效果。

所以说，茶是理想的保健品，我们除了正常的一日三餐之外，还要适量地饮用一些茶水来为健康保驾护航。

茶饮有季节之分

茶叶虽然不同一般的中药，但从中医角度来讲，不同的茶叶由于炮制方法不同，必然有其性味上的差异。而在我国，大部分地区都是四季分明的季风性气候，根据采摘季节的不同，茶叶可分为三种类型：春茶、夏茶、和秋茶。这些茶的分类的不同，制作出来的口感也不同，营养价值和保健作用自然也就不同，因为不同季节的茶叶因光照时间的影响，生长期长短的影响，还有气温的高低以及降水量多寡的影响，从而决定了茶叶的品质和口感差异。所以有春饮花茶、夏饮绿茶、秋饮乌龙茶、冬饮红茶的说法。

春茶的特点是：叶片肥厚，条索紧结。春茶中的绿茶色泽绿润，珠茶则颗粒圆紧，红茶色泽乌润；夏茶的特点是叶片轻飘松宽，色泽发暗，梗茎瘦长。除此之外，夏茶中的绿茶与红茶条索松散，珠茶颗粒饱满；秋茶的特点是叶轻薄瘦小，绿茶色泽黄绿，红茶色泽较为暗红，茶叶大小不一。

春饮花茶

春季是生发的季节，所以"百草回生，百病易发"，许多疾病都容易在春季生发或者复发。春季人们还常常感觉睡不够，这就是常说的春困，所以春季比较适合喝花茶，花茶芳香宜人，有利于散发体内在冬季积聚下来的秽浊之气，令人神清气爽，从而消除春困。而通过现代医学研究发现，有芳香气味的分子可以促进机体提高免疫力，调节新陈代谢。

丁香菊花茶
可清热去火,缓解牙痛、咽喉痛

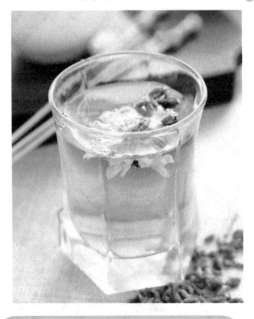

原料

丁香花 2 克,菊花 5 克,薰衣草 3 克,蜂蜜少许。

做法

1 将丁香花、菊花、薰衣草一起放进玻璃壶内。

2 沸水冲泡,加盖闷 10~15 分钟,凉凉,饮前加入蜂蜜调味即可。

功效

这款茶清热解表,去火消炎,适用于因肝火旺盛引起的牙痛、咽喉痛、支气管炎等症。

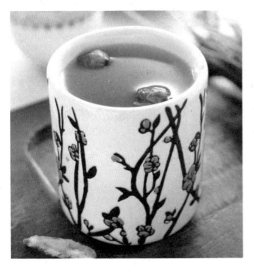

玫瑰当归茶
养肝明,疏肝解郁,可有效消除疲劳

原料

玫瑰花 3~5 克,当归 30 克。

做法

1 将当归放入茶杯中,加水煮 10 分钟。

2 放入玫瑰花,继续加热,熬煮 5 分钟,即可饮用。

功效

这款茶有活血止痛,疏肝散瘀,养肝明目之功效,适用于月经不调,肝郁气滞等症。

夏饮绿茶

夏季炎热,是一个阳气旺盛、万物生机活跃的季节,所以夏季比较适合饮用清凉淡绿的绿茶。绿茶从色彩上便有清凉舒适之感,可以用绿茶来应对夏季暑湿的自然气候。绿茶属于未发酵的茶,性苦寒,能祛暑、清热;能生津止渴,又有较强的收敛性,也能止汗。绿茶还富有氨基酸、维生素、无机盐,在消暑降温的同时,又能增加营养。

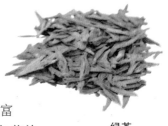

绿茶

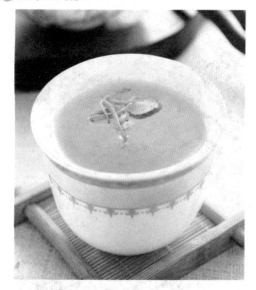

金银花甘草茶 能够清热解毒，并有抗菌之效

原料

绿茶3克，金银花5克，甘草2片，冰糖适量。

做法 ➡

❶ 将金银花、甘草洗净沥干后和绿茶一起放入茶壶中，用沸水冲泡。

❷ 浸泡5~10分钟后，依据个人口味调入冰糖，即可饮用。

功效

这款茶适合盛夏时饮用，利咽清热，解毒杀菌，适用夏季上火者。

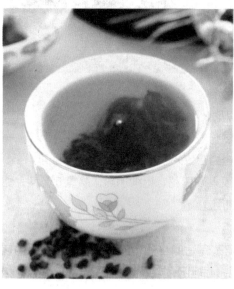

决明子绿茶 清热平肝、明目益睛

原料

决明子5克，绿茶5克。

做法 ➡

❶ 将决明子和绿茶一同放入杯中，用沸水冲泡。

❷ 加盖闷泡5分钟即可饮用；可以反复冲泡，直到味淡为止。

功效

这款茶饮可以清凉润喉，具有清肝明目，解毒利尿之功效，夏季解暑去火。

秋饮乌龙茶

　　秋天是一个气候多变的季节，也是一些疾病的高发期。秋风萧瑟，花木枯黄，气候干燥，常常使人口鼻咽喉干燥，皮肤干裂，中医称之为秋燥。"润其燥"是金秋养生大法，所以应该饮用性味不寒不热的乌龙茶，既能清除夏季余热，又能生津润燥。乌龙茶辛凉甘润，有清心怡志的香韵，能润肤益肺，是秋季比较理想的茶饮。

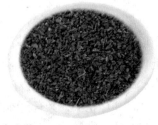

乌龙茶

双鸟茶
润肺去燥，改善胃消化功能

原料

乌龙茶5克，何首乌30克，山楂5克，冬瓜皮20克。

做法

① 将何首乌、山楂和冬瓜皮放入锅中熬煮，炖大概 20 分钟，所有茶材都松软了后将药渣捞出备用。

② 用刚刚熬好的滚烫的汤汁冲泡乌龙茶，用盖子闷 5 分钟作用即可饮用。

功效

这款茶饮能消炎去肿，能帮助腿部和脸部容易水肿的女生改善体内水循环。是秋季除干燥和内热的上品，还是热衷减肥人士不错的选择。

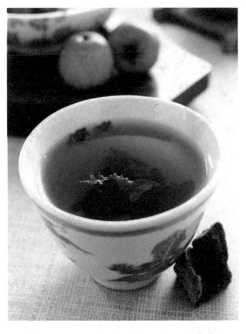

玉竹山楂茶
清肺润燥，补益肝肾

原料

乌龙茶 2 克，玉竹 2 克，山楂 3 克。

做法

① 将乌龙茶、玉竹、山楂洗净备用。

② 冲入适量沸水，用盖子闷 5~10 分钟，即可饮用。

功效

这款茶饮可有效防治秋季感冒，可以清肺润燥、清肝明目、生津止渴，还可消食健胃、降血脂。

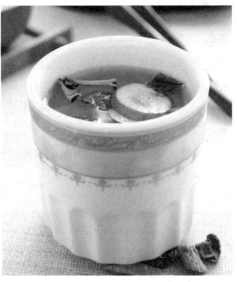

冬饮红茶

寒冬时节，万物蛰伏，人体生理功能减退，阳气减弱，能量与营养要求较高，所以养生之道便是保暖，红茶甘温，可养人阳气，茶的颜色也给人温暖之感。红茶属于全发酵茶，有助于滋养阳气，增热添暖，而且红茶含有丰富的蛋白质和糖类，有助于消化及去除油腻。

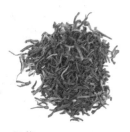

红茶

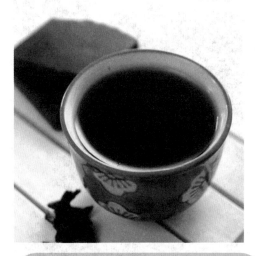

阿胶红茶 补虚滋阴，振奋精神

原料

阿胶 6 克，红茶 3 克，红糖适量。

做法

1. 将阿胶和红茶一起放入杯中，倒入适量沸水，将阿胶化开。
2. 用盖子闷 10 分钟左右，即可饮用。

功效

这款茶饮可以养血滋阴，适合血虚头晕，面色萎黄，血虚体质者常饮。

桂圆核桃红茶 滋补脾胃，润肠通便

原料

核桃仁 25 克，红茶 2 克，桂圆 3 颗。

做法

1. 将桂圆、核桃仁、红茶一起放入杯中，倒入适量沸水冲泡，稍候片刻即可饮用。
2. 适合在早饭后饮用，喝茶吃桃仁。

功效

这款茶饮能够滋补脾胃，适用于用脑过度、肠燥便结。

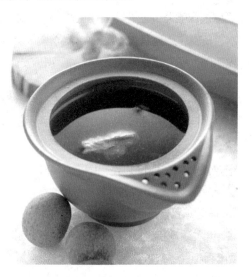

饮茶要看自身体质

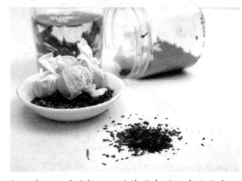

根据自己体质选择不同的茶更有利于身体健康。

茶叶的主要产地在我国的南方，但是，由于地区、气候等自然环境的变化，以及地理位置的不同，光照条件还有雨水的不同，不同的茶之间会存在很多的不同之处，加之制作工艺以及加工过程的不同，茶性也会所有不同。而人的体质一般分为阳虚体质、阴虚体质、气虚体质、血瘀体质、痰湿体质、湿热体质、气郁体质、特禀体质、平和体质等九种，人们在饮茶的时候要根据自己的体质来进行有选择性的饮茶，这样才是真正的养生之道。

中医在用药方面有一个原则，就是"寒者热之，热者寒之"也就是说，寒性病症，要用热性的药物治疗；而遇上热性病的时候，要用寒性的药物进行治疗。饮茶也要参照这样的原则，也就是说，阳虚体质的人，在饮茶的时候要适当配一些具有补阳性质的草药；而对于阴虚体质的人来说，则可以在喝茶的时候，配上一些具有补气功效的茶材；若是血瘀体质的人，在饮茶时可以在茶中配上具有活血化瘀效果的茶材；如果是痰湿体质的人的话，喝茶的时候则可以配以具有健脾利湿功效的茶材；湿热体质的人，喝茶的时候就可以配上拥有清热利湿效果的茶材，而气郁体质的人，就可以适当配一些能够有效疏理肝气的茶材。

另外，茶叶也是有寒热温凉之分的，这一点基本上是根据发酵程度由高到低来划分的。一般的情况下，绿茶和乌龙茶发酵的程度比较低，偏于凉性，湿热体质的人就可以再适量加点儿别的草药来调养，虽然都是青茶，而大红袍就是中性的，则可以适当配合各类草药参与到不同体质的调养中，红茶、黑茶发酵程度就是比较高的，性温，可以配合草药用于阳虚体质等人群的饮用调养。

饮茶也要配合自己的生活习惯来饮茶，如果是经常抽烟的人，就比较容易上火，那么就比较适合多喝一些凉性的茶；而肠胃虚寒的人就可以喝中性或者温性的茶；生活在都市中的人，人们的身体常常会出现亚健康的状况，这时就可以适当地多喝一些大红袍、红茶、普洱茶等来调节自己的体质；而老年人则更适合喝红茶或普洱茶等性温的茶。但是也要注意饮用量，中老年人不宜喝太浓的茶，一天当中饮用茶水的次数也不宜过多。

需要注意的是，沏茶宜用玻璃或陶瓷壶、杯，不宜用保温杯。茶水较长时间保持高温会使茶叶中一部分芳香油逸出，使香味减少，同时，浸出的鞣酸和茶碱过多，味苦，且损失营养。泡好的茶应在 1 小时内喝完，因为放久了的茶会释放出有害物质。所以正确的泡茶方法是每 3 ~ 4 分钟换一次水，喝完再泡，不仅茶香味浓，营养也能很好地保留与吸收。

喝了空腹茶，疾病身上爬

喝茶有许多好处，可是如果喝茶的时间和方法不对，不仅不会促进健康，还会适得其反。例如有些老年人嗜茶成瘾，起床第一件事就是喝杯热茶，实际上起床便空腹喝茶是一种不良生活习惯。因为通常情况下，人体经过一夜的休息之后，晚饭时所吃的食物都已经消化殆尽。早上醒来之后，人的胃实际上是处于一种饥饿的状态。所以，此时饮茶并不能实现清肠胃的目标，反而会加重胃的负担，令肠胃受损。而清晨空腹喝一杯淡盐水或是蜂蜜水，才是可取的，这样才能达到清肠胃的效果。因此，我们在平常喝茶的时候还要注意"忌空腹"。

茶叶中含有咖啡因、可可碱等生物碱，如果人们空腹饮用就会使肠道吸收的咖啡因过多。长期空腹喝茶，可能会出现心悸、头痛、胃部不适、眼花、心烦等"茶醉"状况，

还有可能会出现营养不良和食欲减退的情况，严重的
时候还会影响到胃部消化功能。

如果长期空腹喝茶，脾胃就会出现受凉症
状，人体就会出现营养不良和食欲减退等情
形。更有甚者，负责消化的肠胃会出现生
理功能型障碍，人会患上慢性肠胃病。而
本身有胃病的人，比如说胃溃疡、十二指
肠溃疡的人更不能空腹喝茶，尤其是浓茶，
浓茶会刺激胃酸分泌，不利胃肠黏膜的修复，
从而导致溃疡的加重。

大家都知道如果人体内的氟含量过多的话，
会使牙齿损坏，肠道出现问题，肾功能损伤，甚至会
对骨质产生毒害。而茶就含有氟，空腹饮茶就会使人体内的氟含量增加，研究显示，习
惯于饭后饮茶的人，如果每天饮用 5~10 克的茶叶，就不会使体内的氟过量；而有空腹饮
茶习惯的人，尤其是爱喝浓茶的人，身体内的氟的含量就会较高，长期这样下去，就可
能引起氟中毒，给人体造成伤害。

这里要注意的是，尤其不能空腹喝绿茶，因为绿茶是没有经过发酵的茶，较多地保
留了鲜叶内的天然物质，其中茶多酚、咖啡因能保留鲜叶的 85% 以上，绿茶中的成分，
对于防衰老、防癌、抗癌、杀菌、消炎等确实有效果，是其他茶叶无法比拟的。但是，
也正是这些天然成分，如果在空腹状态下饮用，会对人体产生不利影响。空腹时，茶叶
中的部分活性物质会与胃中的蛋白结合，对胃形成刺激，容易伤胃。

总之，喝茶有很多的好处，但是要养成饮茶好习惯，绝不能空腹喝茶。

饮用菊花人参茶能缓解春困症状

立春过后，紧接着就是"雨水"。"雨水"的到来预示着寒冷冬天的彻底告别与温
暖春天的真正来临，雨水逐渐增多就是其最重要的标志。进入雨水这一节
气之后，北方冷空气活动仍很频繁，天气变化多端，此时是全年
寒潮出现最多的时节之一，经常伴有"倒春寒"的现象出现。
同时，人们的皮肤为了适应阳气的生发已经开始疏松。但是，
此时却不宜过早脱去棉衣。因为人体初生的阳气尚不足以
与春寒相抗衡，寒气入侵会让人们由于抵抗能力下降而极为
容易遭受各种疾病的困扰。冬春换季之时，天气由冬寒转入春
温，特别需要注意适当养护人体阳气，才能驱邪外出而不被外邪侵
扰。人体由"冬藏"转入"春生"，这样，气血运行偏于外，导致
血管处于相对缺血状态，使人发困。其实，一般的春困并不是病，而是

人参

由于气温变化等原因引起的人体正常反应。此时，人会变得无精打采、昏昏欲睡，有人也称之为"春天疲劳综合征"。如何才能顺利地使春困的症状得以缓解呢？除了采用饮食、运动和保持情绪卆朗等措施外，喝花茶也是不错的选择，饮菊花人参茶便是一个不错的方法。

中医认为，肝统摄人体气血，所以养肝可以耐受疲劳、缓解春困。菊花是养肝专家，菊花具有平肝明目、散风清热、消咳止痛的功效，用于治疗头痛眩晕、目赤肿痛、风热感冒、咳嗽等病症效果显著。而人参具有大补元气的作用，人参中含有皂苷及多种维生素，能调节中枢神经系统，改善大脑的兴奋与抑制过程，使之趋于平衡；能提高脑力与体力劳动的能力，提高工作效率，并可消除春困带来的疲劳。

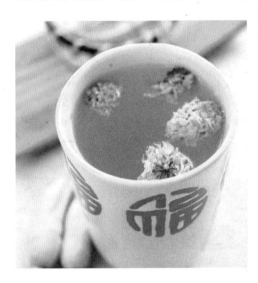

菊花人参茶

原料

菊花 15 克，人参 10 克。

做法 ➞

① 菊花和人参洗净，一同放进茶杯中。

② 冲入适量沸水，温饮即可。

功效

菊花和人参都有缓解春困的功效，两者一起饮用效果更好，所以，春日的午后，在精神困乏之时，不妨泡上一杯菊花人参茶。

红枣核桃茶：温补阳气的首选

现代医学研究证明：在人的生命活动过程中，新陈代谢的不协调会导致体内某些元素的不平衡状态出现，并由此导致疾病或早衰现象的发生。而心血管病、癌症等一些非感染性疾病的发生都与体内物质交换平衡失调有着

核桃

非常密切的关系。至于保持人体平衡的方法，《黄帝内经·素问》中谈道："调其阴阳，不足则补，有余则泻。"也就是说，虚补实泻是保持人体平衡的两种重要方法。只有根据自身实际情况进行人体的阴阳调和，人们才能有效地强身健体，防止疾病。

比如说在春分时节，空气湿度加大之时，冬季到春季的转变才真正完成。冬季是人体阳气最弱的时候。为了配合储存阳气目标的实现，人体的血流量会逐渐减缓。而春季是阳气生发的季节。随着气温的逐渐升高，身体上的毛孔、汗腺、血管开始舒张，皮肤血液循环开始旺盛起来，供给大脑的血液就会明显不足，也就是中医上所认为的阳气生

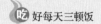

发不足。因此，春分时节的养生要以顺应大自然变化补充自身阳气为主。在这个时候服用一些温补阳气的食物，化去寒湿对人体的负面影响，对身体有很大的帮助。

红枣有健脾益胃、补气养血、养血安神的作用，红枣能补充人体阳气，又能增强肝脏功能、健脾利胃。红枣还含有大量的糖类物质，并含有大量的维生素 C、核黄素、硫胺素、胡萝卜素、烟酸等多种维生素，具有较强的补养作用，能提高人体免疫功能，增强抗病能力。

桂圆肉可以益心脾，补气血，具有良好的补气血、益智宁心、安神定志的功效，桂圆肉还有补益作用，对病后需要调养及身体虚弱的人有辅助疗效。桂圆肉有一定的温补作用，孩子常感冒体质虚冷常尿床、记忆力不佳，可多吃桂圆肉可增进脑力，改善虚冷体质。

而红茶是一种发酵茶，内含有多种维生素，品性温和，经常饮用于身体很有好处，尤其是在寒冷的冬天。

饮茶是温补阳气的好方法，红茶、核桃仁、红枣、桂圆肉，这几种茶材都是比较温和的，其中核桃仁除了有温补肺肾、定喘润肠，益气养血的功效，还有很多好处，核桃仁还含有较多的蛋白质及人体营养必需的不饱和脂肪酸，这些成分皆为大脑组织细胞代谢的重要物质，能滋养脑细胞，增强脑功能 当感到疲劳时，嚼些核桃仁，有缓解疲劳和压力的作用。

核桃茶融合了各种温补的茶材，所以说是温补阳气的首选茶饮。

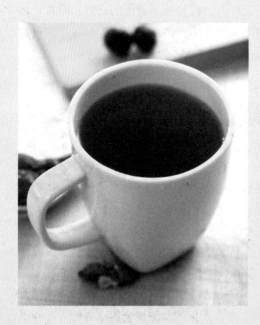

红枣核桃茶

原料

红茶 3 克，核桃仁 30 克，红枣 10 克，桂圆肉 10 克。

做法——➤

❶ 将所有茶材洗净，放进砂锅中。

❷ 加入适量水，文火煮 20~30 分钟，代茶温饮即可。

第五章

应景应时，
跟着时令吃好饭

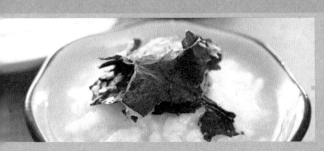
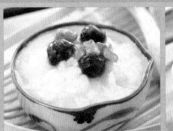
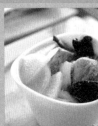

春季吃对，生阳降火保肠道

立春吃韭菜，生发春阳人清爽

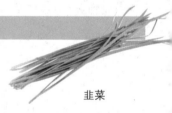

韭菜

韭菜的主要营养成分有维生素C、维生素B₁、维生素B₂、烟酸、胡萝卜素、碳水化合物及矿物质，它还是中医常用的药材，是卫生部确定的"食药同源"的食品之一。

韭菜性温，味甘、辛，具有补肾壮阳、温中开胃、散瘀活血之功效；现代医学证明，韭菜有扩张血管、降低血脂，从而有效预防心肌梗死的作用。韭菜中还含有硫化物和挥发性油，有增进食欲和消毒灭菌的功效。而且韭菜中含膳食纤维较多，有预防便秘和肠癌的作用。

每年初春是食用韭菜的最佳时节，按照中医"四季侧重"的养生原则，春季补五脏应以养肝为先，而韭菜正是温补肝肾的首选食物，春季多吃韭菜可以生发阳气，让人神清气爽，可如果到了夏季就不宜过多食用韭菜，这个时期韭菜已老化，纤维多而粗糙，不易被吸收，多食易引起腹胀、腹泻。

《 搭配宜忌

✅ 韭菜宜和蘑菇搭配食用，可以通便解毒，提高免疫力；适合和鸡蛋搭配，两者同食补益作用明显，对胃病和肾病患者有很大的作用。

❌ 韭菜不宜和牛肉搭配，两者同食可能引起牙齿肿痛、口疮。

适宜人群　一般人群均能食用。适宜便秘、产后想断乳的女性、寒性体质等人群，阴虚但内火旺盛、胃肠虚弱但体内有热、溃疡病、眼疾者应慎食。

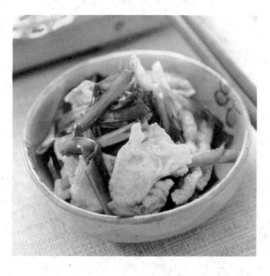

韭菜炒鸡蛋

原料

韭菜200克，鸡蛋2个，油、食盐各适量。

做法

1. 将韭菜洗净切断，鸡蛋打散备用。
2. 锅里放油，将鸡蛋倒入，直到鸡蛋呈凝固状的时候盛出来。
3. 锅内留底油，倒入韭菜，迅速翻炒。
4. 韭菜快熟的时候将煎好的鸡蛋倒入继续炒，出锅前加适量盐即可。

三月三吃荠菜，祛寒降火预防流行病

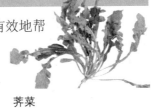

荠菜

荠菜具有很高的药用价值，其性平和，春天吃荠菜可以有效地帮助我们祛除冬天积存的寒气，祛血热，帮助我们维持身体的寒热平衡。冬天的寒气比较重，如果在春天没有及时化解，寒气就会深入体内潜伏下来。春天，阳气升发，冬天潜伏的寒气就会发作，就会引起感冒等流行性疾病，所以，要用荠菜来预防春天的温病。

荠菜入胃经，可以有效地降低胃火，又不苦寒伤胃；还入小肠经，可以降低小肠火，调理小便不利的症状；也入脾经，可以利湿健脾。荠菜还能止血，对各种出血症都有一定的效果。比较适合老年人吃，可以有效地帮助高血压患者降低血压。

荠菜在南方是四季都有的，用来做菜的话，哪个季节都可以，但是入药的话，则农历三月初的荠菜药性最好，开春发出来的第一批嫩苗刚刚成熟，储存了整个冬季的能量，而初春天气比较寒冷，生长慢，所以药用价值是最高的。

《 搭配宜忌

✅ 荠菜与豆腐一起食用有清热降压之功效；荠菜与鸡蛋一起食用可以有效缓解眩晕头痛。

❌ 荠菜忌与生姜、蒜搭配，否则会影响营养素的吸收。

适宜人群 一般人皆可以食用，尤其适合吐血、便血、血崩、月经过多、高脂血症、高血压患者食用；但是大便清泄及阴虚火旺者不宜食用。

荠菜炒豆腐

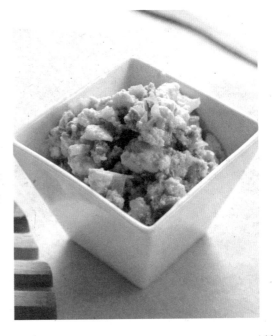

原料

北豆腐300克，荠菜100克，五花肉100克，盐、鸡精、蚝油、植物油各适量。

做法 →

① 五花肉洗净沥干，用刀剁成肉末；荠菜洗净、切丁。

② 锅置火上，倒入植物油，先将肉末下入锅中翻炒。

③ 再把豆腐捏碎放进去一起翻炒，然后加入荠菜。

④ 加少许水和蚝油、盐、鸡精搅拌，大火焖10分钟，小火5分钟后即可出锅。

肠道健康的保护神——马齿苋

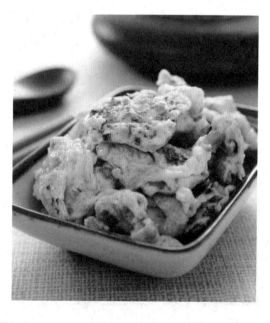

马齿苋是我们经常看见又比较容易被忽视的蔬菜，马齿苋全国各地到处都有，繁殖能力特别旺盛，花园、田间随处可见，而且，还可以自己在家种植，生命力很强。马齿苋的味道和其他蔬菜相比，并不算出众，但是它的保健价值却是很高的。

马齿苋营养丰富，含有我们身体所需要的多种元素。马齿苋入心经，可以有效清心火，入肺经，可以发挥出散肺热的功效，而肺主皮毛，所以它可以很好的调理皮肤病，如果脸上长了各种痈肿、溃疡、湿癣或其他皮肤病，可以把新鲜的马齿苋捣烂敷患处，会有很好的缓解和治愈效果。

马齿苋最大的功效，就是治疗大肠经方面的各种疾病。马齿苋可以说是肠道的保护神，它既能够及时解毒，又可以有效消炎，还能积极祛热，对于肠道病属于热证的现象基本上可以通治。其实，大部分的肠道病都属于热证范畴，受寒引起的腹泻和脾虚引起的长期大便稀溏除外。比如说痔疮出血、细菌性痢疾、肠道息肉、实热便秘等症状。马齿苋对于急性的肠道病效果更是十分显著，尤其是在调理细菌性肠炎以及细菌性痢疾方面的效果十分惊人。

《 搭配宜忌

✓ 一般食物都可以和马齿苋搭配。

✗ 马齿苋不要和甲鱼同食，否则会导致消化不良、食物中毒等症；马齿苋与鳖甲相克，不要同服，可能会引起腹泻、呕吐等症状。

马齿苋炒鸡蛋

原料
马齿苋 200 克，鸡蛋 2 个，精盐、料酒、花生油、酱油、味精各适量。

做法

1 将马齿苋用温水泡 10 分钟左右，择去根、老黄叶片，用清水清洗净后沥干水分，切成段，备用。

2 把鸡蛋打散，加入切好的马齿苋调匀，加精盐、料酒、酱油、味精调味。

3 炒锅洗净，加花生油，烧热，将马齿苋和鸡蛋倒入锅内炒熟，趁热佐餐食用。

一般人皆可以食用，肠炎、痢疾、尿血、尿道炎、湿疹、皮炎与各种痈肿、疮疖、乳痈、痔疮出血等症患者宜食；马齿苋是滑利的，有滑胎的作用，所以孕妇忌食，脾胃虚寒的人也要少食。由于腹部受寒而造成腹泻的人，如果是单纯受凉造成的一般性腹泻，也不能食用马齿苋。

夏季吃对，消炎祛湿驱邪热

夏季常备鱼腥草，各种炎症都能消

鱼腥草是一种带有腥味的草本植物，也叫作折耳根、截儿根、猪鼻拱等。其功能多样，既可以开胃解暑，还能够保健祛病，是一举多得的食物。

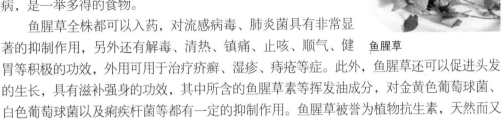

鱼腥草

鱼腥草全株都可以入药，对流感病毒、肺炎菌具有非常显著的抑制作用，另外还有解毒、清热、镇痛、止咳、顺气、健胃等积极的功效，外用可用于治疗疥癣、湿疹、痔疮等症。此外，鱼腥草还可以促进头发的生长，具有滋补强身的功效，其中所含的鱼腥草素等挥发油成分，对金黄色葡萄球菌、白色葡萄球菌以及痢疾杆菌等都有一定的抑制作用。鱼腥草被誉为植物抗生素，天然而又安全，能够清热消炎、抗病毒。难得的是它的药性可以通达人体的上中下三焦，上至咽炎、肺炎，下至尿道炎、阴道炎、肾炎，外至皮肤上的炎症和疱疹，都有效果。

鱼腥草可以祛除由于各种细菌、病毒引起的感染，如风热感冒、流感、泌尿系统炎症等湿热程度比较严重的症状。因此，不一定要等到血液发生指标变化，当身体感觉到湿热时不妨吃点儿鱼腥草，就能防治炎症。

鱼腥草也比较适合烟民食用，它能清肺热，解烟毒。准备一些晒干的鱼腥草，每天取一点儿来泡水喝，能减轻抽烟对身体的损害，达到预防慢性咽炎、气管炎甚至肺癌的作用。鱼腥草还有帮助戒烟的作用，想戒烟的人，每天喝点儿浓浓的鱼腥草茶，就不那么想抽烟了。此外，鱼腥草还能调理上呼吸道感染，退热，止咳。

一般人皆适宜，尤其适宜流行性感冒患者；但是虚寒性体质及疔疮肿疡属阴寒，无红肿热痛者，不宜服食。

搭配宜忌

✓ 鱼腥草适宜和杏仁搭配，可以清热解毒、止咳化痰、排脓，用于治疗肺热所致的咳嗽痰黄等病。

鱼腥草水

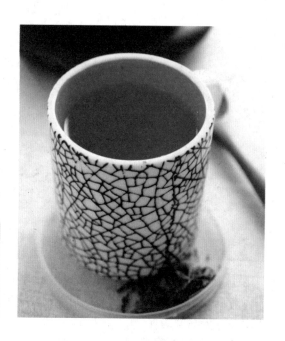

原料

冰糖 30 克，鱼腥草 150 克。

做法

① 将鱼腥草洗净，浸泡 15 分钟备用。

② 鱼腥草加水大火煮开，小火煎 30 分钟，明显看到鱼腥草软了，加入冰糖溶化后即可。

温馨提示

鱼腥草在菜场里可以买到，最好用新鲜的，如果没得卖只能去中药房找干的，但是药效没这么好。

常喝艾叶汤，补血安胎有保障

说起艾叶大家都不陌生，也常听有艾灸、熏艾草等养生的方式，除了这些以外，还可以喝艾叶汤来养生。

艾叶有通血的作用。年纪大的人往往会血气不足，下焦气血不足，就会脚冷、膝盖发凉、后腰冷痛等。在体内则表现为二便不利、月经不调以及生殖功能衰退等现象。而艾性温热，遇火之后热性倍增，能通十二经络，可直达血脉，促使气血流动起来，打通经络的瘀阻，特别是可以把人体的气血往下引，温暖下焦，这也就是艾灸的保健原理。

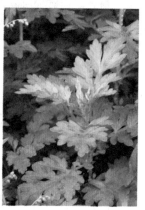

艾叶

搭配宜忌

✓ 艾叶适合和阿胶搭配，艾叶补阳，阿胶补阴，艾叶行气，阿胶养血，能起到阴阳气血双补的效果，可以帮助准妈妈安全度过孕期。

适宜人群　一般皆适宜，尤其适宜血气不足、胎象不稳的人服用，但阴虚血热者慎服。

艾叶不只可以外用，也可以内服。用艾叶内服则能引气血上行，因此艾叶入药，既能暖血，又能止血。艾叶还能补血，女人月经的时候可以熬母鸡艾叶汤，可通经补血，缓解通经。

艾叶还有暖宫促孕的功效，女性子宫虚寒就可能导致怀孕困难，艾叶能止血安胎。孕妇有先兆流产迹象，或是有胎动不安现象的，可以喝点儿艾叶汤，连续喝一段时间，直到胎象平稳为止。

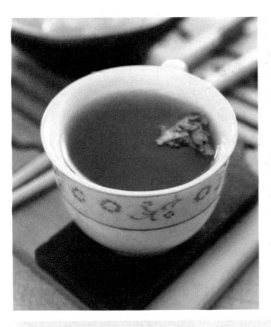

艾叶阿胶汤

原料

陈艾叶 50 克，阿胶 10 克，红糖适量。

做法

①先把艾叶加水煮，水开后再煮 10 分钟左右，滤渣取汁。

②把阿胶捣碎，放入药汁里煮化，起锅后加一点儿红糖即可饮用。

温馨提示

一般优质艾叶干燥的叶片，多皱缩破碎，有短柄，叶片略呈羽状分裂开来，艾叶上面是灰绿色的，生有细密的软毛，轻触有很柔软的感觉。气味比较清香，味微苦辛。一般来说，背面灰白色、绒毛比较多、香气浓郁的艾叶为最好的艾叶。

苦蒿煎水，专祛湿热两邪

苦蒿含有丰富的挥发油，能够清洁皮肤，祛除湿毒，杀虫止痒；能够很好地调理各种皮肤病，比如湿疹、疥癣、疮疡等。新鲜苦蒿性平，给小孩外用效果非常好，所以对于调理小儿湿疹、过敏以及长痱子等症状都非常的有效。最简单的办法就是，用苦蒿泡水洗澡。采一大把新鲜的苦蒿，加一锅水煮，水开后煮 5 ~ 10 分钟，然后连水带叶子一起放入澡盆里，温度适宜之后进行泡浴。泡澡的时候，最好用煮过的苦蒿叶子在患处进行擦洗。泡好后，不要用清水冲洗，而是直接用毛巾擦干，让药性充分吸收为最好。

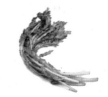

苦蒿

苦蒿可以有效祛湿热，热盛为毒，苦蒿不仅可以祛除一般的热，还可以解热毒。它既能入里，又能出表，不仅能够祛除淤积在皮肤当中的热毒，同时也能祛除深入血脉骨髓的毒性。在解毒方面可谓"无所不能"。

可以用少量苦蒿煎水当药来喝，有很强的降火和解毒作用。能够很好地缓解传染病后期低热不退、夜晚浑身燥热等病症。苦蒿煎水的味道非常的苦涩，一般人很难喝得下去。需要注意的是，如果苦蒿内服的话，由于药性比较剧烈，没有咨询医生的话，最好不要轻易使用，以免给身体带来不必要的麻烦和困扰。

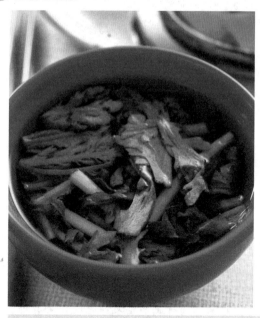

苦蒿煎水

原料

苦蒿 50 克。

做法

❶ 将苦蒿洗净，沥干，放进砂锅中。

❷ 加入适量水，然后开大火煮沸后转小火继续煎煮 10 分钟，即可饮用。

《 搭配宜忌

✅ 无论是外敷还是内服，苦蒿都适合单独使用。

❌ 不宜和其他食物搭配进行。

 适宜人群　一般人皆适宜，尤其适合有皮肤问题的儿童以及体内有热毒的患者。

温馨提示

很多人不知道如何区分艾蒿与苦蒿，一般来说，艾蒿长得比较矮小，全身长满了白色的绒毛，叶子直接长在主茎上，没有分叉现象。而苦蒿是深绿色的，个头也比较高大，最高的可以长到一米多高，叶子一般也没有艾蒿的宽大，但是味道很浓郁。

青青荷叶粥，健脾祛湿度长夏

炎炎夏日，酷暑难耐，人们会积极地寻找各种食物来帮助自己和家人解暑，但很多祛暑食物性偏寒凉，很容易伤及脾胃。这时，我们就可以考虑一下荷叶。荷叶也是解暑的食材之一，且荷叶并不寒凉，不仅不会轻易伤脾胃，反而还能够提升脾胃之阳气，健脾祛湿。

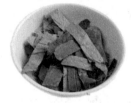

荷叶

荷叶性平，不凉不燥，其味苦涩。它祛暑热不靠寒凉，而是以苦味入心，平息心火。心为血之府，心火一平，血热自消。荷叶健脾胃也不靠补益，而是以涩味入肝，升发清阳，祛除水湿。

每年农历六月是长夏，这是一年之中湿气最盛的时候。人体的脾喜燥恶湿，湿气重的时候，最需要养脾。荷叶既解暑热，又祛湿气。在最热的时候可以经常喝一点儿荷叶粥，这样既可以消暑利湿，又能升发脾阳，健胃和中，预防腹泻，可以说是老少皆宜。

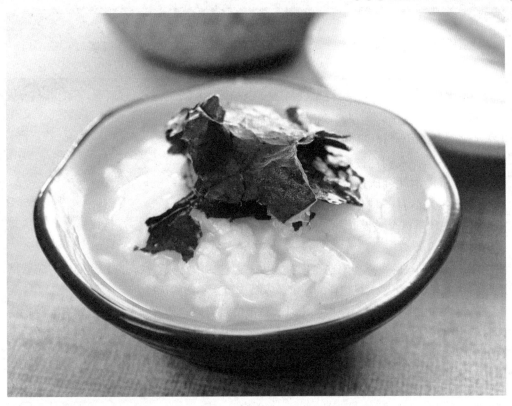

荷叶粥

原料

大米 250 克，荷叶一张。

做法

① 将大米淘洗干净，放进电饭煲熬煮。

② 待米快熟的时候将整张荷叶覆盖在粥面上，不盖锅盖。

③ 煮两分钟后关火，闷一会儿即可出锅。

选购技巧 我们在选购荷叶时，要注意，荷叶必须是经过杀青处理的，只有严格的通过高温破坏和钝化鲜叶中的氧化酶活性，抑制鲜叶中的茶多酚等的酶促氧化，充分蒸发鲜叶部分的水分，让荷叶变软，才是适合我们选用的荷叶。而且经过杀青的荷叶便于揉捻成形，同时还散发出淡淡的香气。太细碎的荷叶不建议购买。颜色太绿的也不建议购买。

适宜人群 荷叶一般人都适宜食用，尤其适合胃酸过多型胃炎、胃溃疡患者服用。但是体瘦气血虚弱者慎服。寒性体质的女性以及正处于经期或者孕期的女性也不适合食用荷叶。

《 搭配宜忌

☑ 荷叶适宜和绿豆或薏米搭配，也常与扁豆搭配，既能清热解暑，又能升发脾阳，对治疗暑热泄泻有良效。

秋季吃对，滋阴补身健脾胃

立秋食用木樨肉，贴上秋膘不惧寒

秋季，天气逐渐转凉了，此时就要及时进补，弥补夏季饮食当中营养成分的缺失。并且，针对即将到来的冬季，人们往往都需要动员更多的能量去御寒，所以消耗会比以往大很多，这个时候就需要我们在之前有一种生理上的储备，而这个储备正好落在秋季这个关键时期，所以说秋季一定要"贴秋膘"。

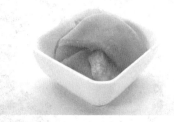

猪瘦肉

传统的"贴秋膘"以多吃些畜肉类为主，但这并不意味着只吃肉，还要讲究荤素搭配，而这个时候，想要满足这样的要求，木樨肉就是不错的选择。

木樨肉的主要材料是猪瘦肉和木耳、黄瓜、鸡蛋等，其营养丰富，有荤有素。吃猪肉有一点比较适合贴秋膘的好处就是不会上火。其能滋补肾阴，治热病退热、津液亏虚之证。能够润肌肤、利二便，缓解皮肤干燥、二便不利的症状。可以止消渴、益气血、增精神，能够治疗贫血消瘦、身体虚弱之证。

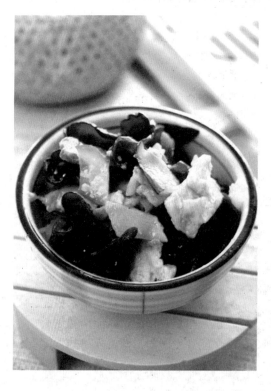

木樨肉

原料

猪肉 100 克，黄瓜 50 克、水发黑木耳 20 克、鸡蛋 2 个，冬笋 10 克，盐、鸡精、水淀粉、食用油、香油各适量。

做法

① 黄瓜洗净切菱形片；木耳洗净撕成小朵、冬笋切片；鸡蛋炒好备用；猪肉切片，用淀粉抓匀。

② 锅内放油烧热，先将浆好的肉片滑至变色盛出。锅留底油煸香葱、蒜片，下入冬笋、黑木耳、少许水翻炒。

③ 倒入鸡蛋、肉片，调入适量盐、鸡粉。翻炒几下后，下入黄瓜勾薄芡，淋少许香油即可。

中秋养阴圣品——冰糖银耳羹

秋季养生重在养阴，必须要注意防秋燥。我们在秋季的饮食安排要以蔬菜水果为主，除了必要的适量的肉类之外，多吃一些比较温润清淡的食物，同时根据自己的体质，适当的选择一些适合自己的水果和蔬菜，进行营养搭配以及口味方面的调换，不但能够帮助我们缓解秋燥的症状，还能够合理补充营养。

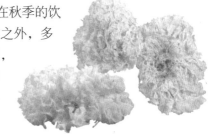

银耳

银耳富含植物胶和黏液质，有滋阴养颜的功效。入肺经，可调理肺热咳嗽；入胃经，能养胃阴，调理慢性胃炎，可以缓解胃火、口臭等症状；入脾经，能益气和血，对由于血热造成的各种出血症有食补作用，如咯血、鼻出血、崩漏、便血等，饮食中可以多加些银耳，而且它可以分解我们肠胃管道中的污秽物，银耳里富含的粗纤维能够促进胃肠的蠕动，入大肠经，能润肠化燥，调理大便秘结，同时还可以减少身体对脂肪的吸收。

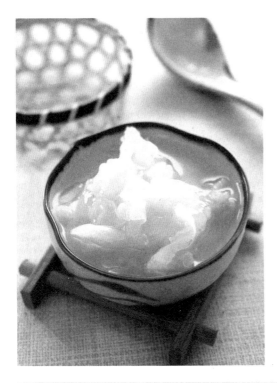

冰糖银耳羹

原料

银耳 250 克，冰糖适量。

做法 ➡

① 将银耳用水泡发，洗净放入电饭煲。

② 电饭煲中加足量的水，按下煮饭键。

③ 等煮沸腾了加入冰糖，再焖 1 个小时即可出锅。

《 搭配宜忌

✅ 银耳适宜和百合搭配，可以缓解便秘；和莲子同用可以缓解腹泻症状。

❌ 银耳不能和人参或黄芪等补阳药同食，以免互相影响疗效。

适宜人群

一般人群均可食用银耳，尤其是阴虚体质的人，也就是平时常感到手心脚心发热、晚上睡觉出汗的人，更是适合长期服用。只有外感风寒和湿热痰多的人不宜多吃。

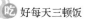

秋天天气干燥，我们的三餐一定要主动远离那些辛辣刺激的食物，以免伤及脾肺，损伤肠胃，同时还要注意及时大量补充水分，以对抗秋燥、润燥防燥，防止因秋燥引起的缺水干燥现象，只有保证水分的及时补充，我们的身体机能才能够保证正常运转。

常喝大米粥，补脾和胃保健康

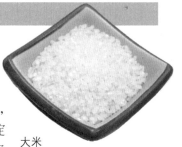

大米

大米是人类的主食之一，据现代营养学分析，大米含有蛋白质，脂肪，维生素 B_1、维生素 A、维生素 E 及多种矿物质。就品种而言，大米有粳米和糯米之分。大米中含碳水化合物75%左右，蛋白质7%~8%，脂肪1.3%~1.8%，并含有丰富的 B 族维生素等。大米中的碳水化合物主要是淀粉，所含的蛋白质主要是米谷蛋白，其次是米胶蛋白和球蛋白，其蛋白质的生物价和氨基酸的构成比例都比小麦、大麦、小米、玉米等禾谷类作物高，消化率为66.8%~83.1%，也是谷类蛋白质中较高的一种。因此，食用大米有较高的营养价值。

用大米熬成的大米粥具有米香浓郁、易于消化、制作简单等特点，还具有补脾、和胃、清肺的良好功效。刚入秋的时候很多人会变得不爱吃东西，没有胃口，于是人也逐渐变瘦了。之所以会出现这样的情况，可能是因为经过炎炎夏日，我们体内的能量消耗较大，饮食结构也会发生变化。由于夏季人们往往爱吃冷食冷饮，损伤了脾胃的阳气，于是到了秋季就出现上述的情况，有时还容易患感冒、腹泻等症。这种情况下，最好的办法就是要注意食物的温度，不要吃太凉的食物，并选择清淡、细软易消化的食物。

而大米粥就是这个时候比较好的选择。大米入脾经、胃经，大米煮成米粥，和中益气的效果更佳，中气一和，阴阳之气自然贯通。人在秋季脾胃比较虚弱，又需要大量水分，所以说喝大米粥再适合不过了。

另外，大米当中含有大量的淀粉，每50克水解后可产生40克左右的葡萄糖，常用于治疗腹泻以及小儿因消化不良所引起的腹泻等症状，可以有效地解除因腹泻而引起的体内失水症。

秋天燥热，大米粥的米汤有益气、养阴、润燥的功能，常喝米汤能够有效地缓解秋燥，而且米汤能充分刺激胃液的分泌，有助于消化，并对脂肪的吸收有一定的促进作用。饮用一定数量的米汤，要比口服电解质溶液更有效果一些，而且还不用担心会产生副作用。

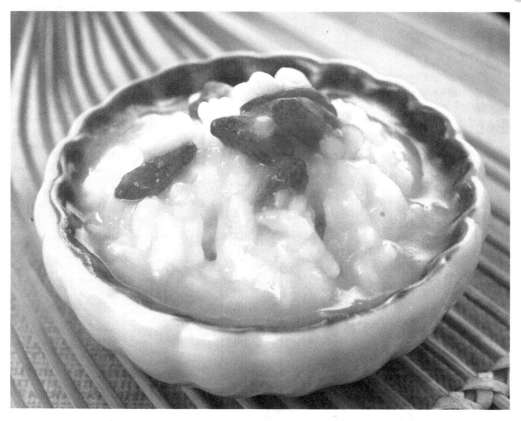

枸杞大米粥

原料

大米 100 克，枸杞 5 克，食用油、盐各适量。

做法

①将锅中加入约 1000ml 水，大火烧至水似开非开。

②把大米淘洗干净后，放入锅中，然后加入少量的食用油以及食盐。

③用大火煮开后转为中小火继续熬煮约 30 分钟。

④把洗干净的枸杞放入锅中，继续煮约 10 分钟。

⑤煮至粥熟，汤汁剩下一半，呈浓稠状为止即可出锅，温凉后食用。需要注意的是，煮粥过程中要间隔一段时间，就搅拌一下。

《 搭配宜忌

✅ 大米粥适宜和胡萝卜搭配，可以很好地改善胃肠功能。

❌ 大米粥不宜与蕨菜搭配，会降低维生素 B_1 的消化与吸收；大米粥不宜与蜂蜜同食，会产生胃痛；不宜与红豆同煮，吃多了会生口疮。

适宜人群　大米粥是老弱妇孺皆宜的食物。病后脾胃虚弱或有烦热口渴的病人更为适宜。奶水不足时，妈妈也可以用米汤来辅助喂养婴儿。

❄ 冬季吃对，温胃补阳驱寒气 ❄

萝卜排骨汤，胃寒者的福音

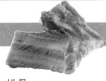
排骨

民间有句养生俗语"冬吃萝卜夏吃姜，不劳医生开处方"，冬天多吃点儿萝卜，对健康很有利。

白萝卜越来越被众多养生专家所重视，其极高的营养价值和食疗价值已经得到多方验证。白萝卜水分高，热量低，基本不含嘌呤，又有颇为丰富的膳食纤维和多种营养素，如钙、铁、钾以及叶酸等。

排骨也是暖胃的食材，其除含蛋白、脂肪、维生素外，还含有大量磷酸钙、骨胶原、骨黏蛋白等，可为幼儿和老年人提供钙质，还具有滋阴壮阳、益精补血的功效。

白萝卜和排骨都有暖胃的作用，两者一起熬汤，营养价值充分发挥了出来，可补肾养血，滋阴润燥，增强机体免疫力，促进消化，保护肠胃。胃寒的人常因天气变冷、食寒食冷品而引发胃部疼痛，疼痛时并伴有胃部寒凉感等。这时喝上一碗萝卜排骨汤，不仅暖胃，心情也会变得很舒畅。

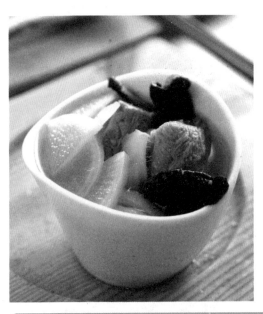

萝卜排骨汤

原料

白萝卜50克，排骨50克，香菇、葱、姜、料酒、醋、盐各适量。

做法 →

① 白萝卜洗净去皮切片；排骨洗净，焯水。

② 锅中加清水，放入萝卜，煮沸，倒去汤水，盛出萝卜，备用。

③ 砂锅中加水，放入排骨、姜片、葱，中火炖半小时。

④ 放入香菇、白萝卜，料酒、醋，继续中火炖半小时，加盐后撒上葱花即可出锅。

温馨提示

白萝卜不适合脾胃虚弱的患者经常食用，多食易伤身。如果正在服用参类滋补药物，则不适合吃白萝卜，否则容易影响疗效。存放白萝卜时，带泥存放的效果最佳，要置于阴凉通风处，这样保存期就能够相对长一点儿。水洗过的白萝卜可用塑料袋密封冷藏于冰箱中，但最好尽快用完。

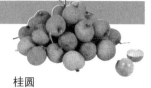

桂圆

常食桂圆核桃粥，温补阳气脾胃好

桂圆核桃粥是很温补的一款粥，这款粥的主要食材就是桂圆、核桃和大米。

桂圆性温味甘，益心脾，补气血，具有良好有滋养补益、益智宁心、安神定志的功效，可用于心脾虚损、气血不足所致的失眠、健忘、惊悸、眩晕等症。冬季食用桂圆，可以补充铁质，在提高热能的同时促进血红蛋白的再生，从而达到抗寒、补血的效果。此外，桂圆中含有的大量维生素 C 具有抗氧化、抗衰老的作用，常食可以滋补美容，血气双补，给我们好气色。

核桃也是很好的一种坚果，含有多种营养物质，有温补阳气、补养心脾的功效。核桃含有较多的蛋白质及人体营养必需的不饱和脂肪酸，这些成分皆为大脑组织细胞代谢的重要物质，能滋养脑细胞，增强脑功能，还有防止动脉硬化、降低胆固醇的作用。核桃还可用于治疗非胰岛素依赖型糖尿病；核桃对癌症患者还有镇痛、提升白细胞及保护肝脏等作用。

核桃最适合脑力工作者食用，尤其是白领女性吃，因为这部分人往往用脑过度，耗伤心血，常吃核桃能够补脑，改善脑循环，增强脑力。核桃仁还是一味乌发养颜、润肤防衰的美容佳品。中医认为，核桃有"润肌肤、乌须发"的作用。现代营养学认为，核桃中含有的多种维生素可以提高皮肤的生理活性，平时常喝点儿容易消化吸收的核桃粥，能让皮肤更加细嫩，面色更加润泽。所以女性可以多吃点儿核桃仁，核桃仁含有大量维生素 E，经常食用有润肌肤、乌须发的作用，可以令皮肤滋润光滑，富于弹性；当感到疲劳的时候，也可以嚼些核桃仁，有缓解疲劳和压力的作用。

大米粥本身就有和胃的作用，再加上桂圆和核桃的温补作用，使得桂圆核桃粥的温补效果更加显著了。

桂圆核桃粥

原料

大米 200 克，桂圆肉 10 克，核桃仁 20 克，白糖适量。

做法

❶ 将桂圆肉、核桃仁都洗净；大米淘洗干净浸泡 1 小时，捞出沥干备用。

❷ 锅内加水，放入大米、桂圆肉、核桃仁，先用大火烧开，再转小火熬煮 30 分钟。

❸ 待米粒开花时，加入白糖搅拌均匀，即可出锅。

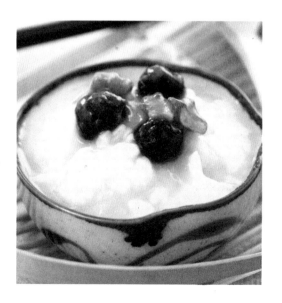

橘皮小菜入口，风寒感冒赶走

橘子皮辛味可以入肺解表，苦味可以泄下，而其芳香还可以理气，因此，鲜橘皮既可以用于治疗风寒感冒，又可以用来帮助消食，可以很好地治疗由于脾湿或是积食导致的腹胀以及便秘。

冬天天气寒冷，温度比较低，很多人一不小心就会感染感冒，这时喝醪糟水然后送服一定量的橘子皮，这样就可以把感冒扼杀在摇篮里了。

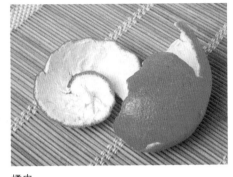

橘皮

在吃鲜橘皮的时候，一定要先好好清洗一下，然后再用细盐将橘子表面搓洗干净。这是因为细盐可以把橘子表面的油脂细胞搓破，这样一来，橘皮里的芳香物质就可以充分发挥其作用了。然后再用面粉水洗一下，才能够彻底地将橘皮清洗干净。洗干净之后，将橘皮切成自己能接受的小块，像药丸一样送服进去即可，当然，最好不要去嚼它，因为那味道并不好吃，要注意也不能煮食，要生吃，吃的就是它的辛辣，最好是配上醪糟水效果更好一些。

醪糟水能够很好地帮助橘皮把它的药性迅速地送达到我们的全身各处的经脉，就可以迅速地把风寒驱赶出去了，这样你就算不吃药感冒也能够很快地治愈了，并且还一点儿都不伤胃。而芳香素会起到一个挥发散风寒以及通鼻塞的作用，只要把它的油脂给搓破了，就会马上发挥作用，用它来治疗和缓解感冒初期的症状，作用是很快的。平日里，如果吃饭吃得过饱，那么，饭后就可以饮用自制的萝卜橘皮水来帮助消化，橘皮中的挥发油能够增加胃液的分泌，促进胃肠的蠕动，对食物的消化和吸收有很大的好处。

酱拌橘皮

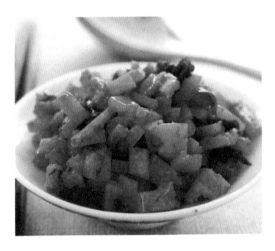

原料

新鲜橘皮100克，豆瓣酱适量。

做法

❶把新鲜的橘皮按照之前说的方法，清洗干净后切碎，加少许豆瓣酱拌匀。

❷开火上锅，用少许油放到锅里烧热，然后把热油直接淋在拌好豆瓣酱的橘皮上，再次拌匀即可食用。

第六章

厨房中的"药房"，
妈妈的饮食偏方

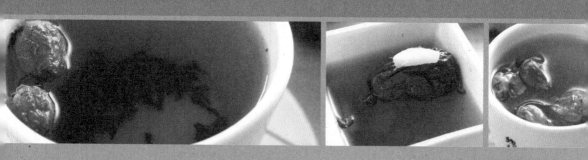

◈ 健康美味离不开调味料 ◈

用糖不要想当然

我们生活中常吃到的糖主要有三种：白糖、红糖以及冰糖。但是在日常使用时，很多人可能都没有想过它们之间存在的区别。糖不仅仅是一种调味剂，它的存在自有它的作用。如果糖加错了，不但没有我们想要的效果，有时甚至还会起到反作用。

红糖可补血、活血

红糖是一种很好的东西，女性朋友都比较熟悉它，它在补气血方面有很好的功效。我们可以把红糖的作用具体概括为两大特点：第一大特点是补血，第二大特点是活血化瘀。女性在产后要喝红糖水，红糖不仅补气血，还能帮助产后女性尽快排恶露。红糖性温，在调理寒凉疾病时可以派上用场，营养丰富，且含糖量低。此外，调治

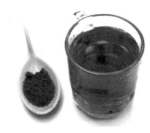

红糖

风寒感冒的时候，一般都会用到红糖，而如果是调理脾胃虚弱的话，红糖也是必不可少的。

当然，红糖并不是女性的专用品，体虚的人以及老年人，适当地吃一些红糖，都有补益的作用。在白糖、红糖以及冰糖这三种常用的糖中，如果你要用同样的量的话，那么，红糖的糖分是最少的，它是初榨出来的糖，含糖量只有95%，剩下的是矿物质和维生素。

但是，需要注意的是，红糖是温性的，热性体质的人要慎用，吃多了容易生湿热。小孩子也不适宜多吃红糖。一年四季中，春季要少吃红糖。红糖比较适合夏天和冬天食用。

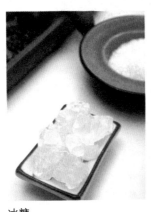

冰糖

冰糖可润肺、清火

和红糖相反，冰糖是属于凉性的。如果风寒感冒要用红糖的话，那么风热感冒就要用冰糖了。它既能清火，还可以润肺，能有效地清除肺热。春天用到冰糖的机会会比红糖多一些，因为红糖是温性的，有可能会引起上火。

秋天干燥，需要润肺，而冰糖能够清肺热，同时又有润肺的作用，正是这个季节的不二选择。所以，当感觉到肺里有热、干咳的时候，人们就会想到用到冰糖。比方说冰糖炖雪梨，既润肺又能够清肺热。同样，在炖银耳的时候，一定要放冰糖，银耳也是润肺的，它和冰糖在一起润肺的效果是

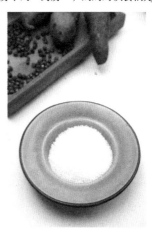

相当好的,如果是放别的糖,就没有这种效果了。

白糖可解毒、调治急症

白糖是我们平日生活中用得比较多的调味品,但不特别推荐大量使用。白糖是经过提炼加工出来的,里边的营养素已经很少了,它主要起调味的作用。并且,白糖的含糖量是很高的,吃多了会影响身体的健康。

有时候,在饮食保健中也会偶尔用到一些白糖,因为它有一定的润肺、降肺热的作用。不过,冰糖清肺热的效果更好一些,所以在炖汤品时通常首选冰糖,白糖只是一个替补,在没有冰糖的情况下,可以用适量的白糖代替一下,但是不能长期使用。

白糖

值得一提的是,白糖虽然不及冰糖、红糖的功效,但是白糖本身具有一定的解毒作用。实际上,所有甜味的糖类都有一点儿解毒的作用,而白糖由于糖分的含量很高,所以解毒效果比较快。如果人吃了一些有毒性的东西,在紧急情况下,可以马上灌白糖水来进行解毒。喝白糖水也能中和鱼虾导致的中毒现象。

温馨提示

好的白糖看起来干燥松散、洁白、有光泽,如果平摊在白纸上的话,不存在明显的黑点,颗粒均匀,晶粒有闪光,即可放心购买。红糖呈晶粒状或粉末状,干燥而松散,没有结块,不成团,不存在其他杂质,溶于水中后液体清晰,没有沉淀以及悬浮物就是好的红糖。一般红糖的颜色比较多,常见的主要有红褐、青褐、黄褐、赤红、金黄、淡黄、枣红等多种。而在购买冰糖时,要注意,糖块显现的是均匀的清白色或者是黄色,呈半透明状,同时有结晶体光泽,不存在明显的杂质就是优质的冰糖。不管是哪种糖,都应该保存在干燥、阴凉的地方,要避免受潮以及阳光直射。

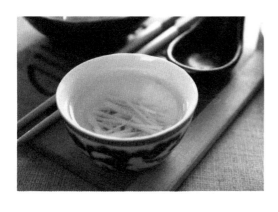

姜糖水

原料

生姜 20 克,白糖适量。

做法

① 把生姜洗净,去皮,切成细丝备用。

② 姜丝放入杯中,冲入沸水。

③ 稍微闷 1 分钟,就可以喝了。

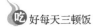

神奇花椒药，专治富贵病

花椒是中国最古老的麻辣味调料，但是它不仅仅只有调味的作用，花椒还有一个很大的功效，那就是去湿气。现代人的生活环境虽然没有那么潮湿了，但是很多人还是需要用花椒来调理一下，帮助自己祛除身体中的湿气。因为现代人大多不爱运动，或者没有时间运动，很多时候我们总是长时间地坐着，于是，体内的湿气便会加重。再加

花椒

上很多人爱吃补品，特别是一些比较昂贵的补品，而这些补品往往都很油腻，在进入我们的身体中后不太容易被消化。长期这样下去，就会导致一些人们常说的富贵病。所以我们建议一些养尊处优的人或者是办公室一族，在做菜的时候，经常放一些花椒来帮助自己祛除身体里的湿气。

花椒是祛湿气的，而花椒籽祛湿的作用要更为强烈一些。花椒籽还可以利水，经常水肿的人可以吃一些花椒籽来帮助自己有效而快速地消肿。有的人哮喘或是慢性咳嗽，晚上睡觉平躺着就会很难受，并且咳出来的痰很清稀，对于这种情况，就可以吃些花椒籽来进行调理。吃花椒籽还能够祛下焦的湿气，女性如果白带很多，是清稀、白色的那种，那么，同样可以吃花椒籽来进行调理。

下焦湿寒比较重的人，可以尝试一下花椒姜枣茶，它祛寒湿的效果更强一些，还能有效地止腹痛，比如女性宫寒（白带多而清稀、长期痛经）、男性肾寒，还有肠胃虚寒、慢性腹泻的人，都可以常喝。当你受凉腹痛的时候，特别是女性经期沾凉水以后腹痛的，也可以喝花椒姜枣茶来予以缓解。

《 搭配宜忌

✅ 花椒和一般食物都适宜搭配，但是尤其适合和芦笋搭配，能够使芦笋的营养价值更全面地发挥出来。

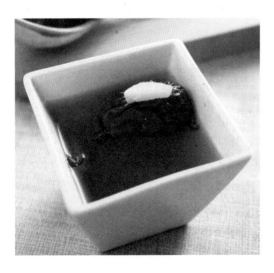

花椒姜枣茶

原料

花椒 7 粒，生姜 10 克，红枣 3 颗。

做法

①将生姜和红枣洗净沥干，放进茶杯中。

②冲入沸水，加入花椒，加盖闷泡 10 分钟左右即可饮用。

适宜人群　一般人群均可以食用，孕妇、阴火虚旺者忌食。

一般来说，花椒有干花椒和鲜花椒两种，在保存方面也各有不同。干花椒要用比较厚实的塑料袋真空包装，或者充分挤压出袋子里多余的空气也可以。而鲜花椒要进行真空低温保存，置于 −5℃ 的环境中保存，可以有效地延长保质期。

葱白、葱须、葱叶都是宝

葱既是烹饪中的一种调料，也是传统的一味中药。葱的药用部分主要指的是靠近根部的鳞茎，习惯上称之为葱白。现代药理研究表明，葱白具有发汗解热的功效，可以健胃、利尿、祛痰，对痢疾杆菌、葡萄球菌及皮肤真菌也有一定的抑制作用。用它来外敷、内服对许多疾病都有很好的辅助治疗功效。

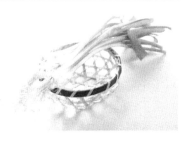

葱

冬季因气温下降，天气寒冷，人们很容易出现风寒感冒、鼻塞流涕的现象。这种情况下，就可以取连须葱白 30 克，煎水分 2 次进行温服，服后吃热粥 1 碗，然后盖上被子休息，待身体微微出汗后症状即可得到减轻。

另外，葱须也是一味很重要的中药，有止痛的作用。平时如果遇上头痛、嗓子疼的情况，就可以煮点儿葱须水来喝，以帮助自己缓解疼痛的症状。葱须连同少量切下来的葱白，中医通常叫它葱白连须，能够祛散风寒。民间常有用葱白连须熬水治疗风寒感冒咳嗽的例子，有的地方，还会在其中加入马蜂窝一起熬煮。

葱须除了可以散风寒、通鼻塞，还能够消炎杀菌、抗病毒，预防感冒、支气管炎等。如果不小心受了点儿凉，感觉鼻子有点儿堵，或是有点儿流清鼻涕的现象，就可以马上用葱白连须煮水喝，有预防感冒的作用。此外，葱须如果新鲜且量多的话，还可以制作成美味的健康养生小菜，即凉拌葱须。

凉拌葱须

原料

葱须 100 克，盐、油、酱油、糖、醋各适量。

做法 —→

❶ 把葱须切下来洗干净，用盐腌一下，大概腌 10 分钟。

❷ 根据自己的口味，拌上盐、油、酱油、糖、醋后即可食用。

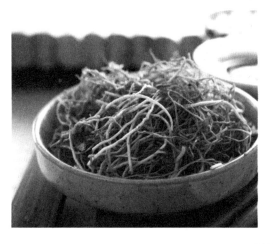

风寒感冒比较严重的时候，就可以用葱白连须，再加上几片生姜和一点儿陈皮，一起煮水喝。生姜发汗、散风寒的作用非常强，而陈皮是保护脾胃的。感冒的人一般胃口不好，这样煮水喝的话，既可以把风寒散掉，同时又可以把胃口不开的问题一起解决了。尤其是小孩子，一定要给他放陈皮。因为孩子感冒往往跟消化不良有一定的关系，而且加上陈皮口感还好一些。

平日里很多人在吃葱时，习惯于只留葱白，而把葱叶部分扔掉。其实，葱叶中含有叶绿素、类胡萝卜素等葱白中所没有的营养，不应该被轻易丢弃。叶绿素对人体有重要的作用，如抵抗辐射、清除毒素、强健肌肉等。

葱叶中的营养成分甚至比葱白中的营养成分还要多，葱叶入菜可以帮助我们很好地平稳血糖，葱叶中含有的维生素 A、维生素 C 以及钙也比葱白中的含量多，葱叶还含有纤维素、果胶以及大蒜辣素，具有壮阳补阴的功效，还有平稳血糖的作用。如果做饭时不小心被油烫了，还可以把洗净的新鲜葱叶剥开，将葱内的黏液覆盖在烫伤的表面，有非常不错的止疼的作用。

葱叶当中含烯丙基硫醚，这种物质会刺激胃液的分泌，有助于食欲的增进。与富含维生素 B_1 的食物一起食用时，会促进食物中的淀粉及糖质变为热量，可以有效地缓解人体的疲劳症状。

葱叶

家庭常用的葱有大葱、青葱，它的辛辣香味较重，在菜肴中应用范围比较广，既可以作辅料又可当作调味品。可以把葱叶加工成丝、末，可做凉菜的调料，增鲜之余，还可起到杀菌、消毒的作用，葱还可以加工成段或其他形状，经油炸后与主料同烹，葱香味与主料鲜味融为一体。

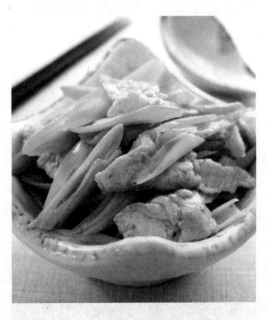

葱叶炒蛋

原料

葱叶 100 克，鸡蛋 2 个，盐、油各适量。

做法

❶ 葱叶洗净，切段，鸡蛋打到碗里搅匀。

❷ 锅内放油，鸡蛋倒入锅内，待呈凝固状的时候盛出备用。

❸ 锅内放少量油，将准备好的葱叶倒入锅内翻炒。

❹ 等到葱叶变色后放盐和鸡蛋，迅速翻炒几下，即可出锅。

每晚三瓣蒜，抗癌又防蚊

大蒜是我们比较熟悉的食材，做肉的时候放点儿蒜不仅能平和肉的阳性，还可以有效地去除肉腥味。大蒜作为公认的"抗癌之王"，它的抗氧化作用甚至要优于人参，同时也可以在一定程度上提高人体对抗辐射的能力。

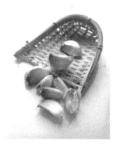

大蒜可以有效减少自由基对细胞的破坏，具有一定的防癌、抗癌的功效。实验发现，癌症发生率最低的人群就是血液中含硒量最高的人群。美国国家癌症组织认为，全世界最具抗癌潜力的植物中，位居榜首的就是大蒜。

大蒜

大蒜还可以驱蚊，细心的人可能会发现，爱吃大蒜的人，一般都不招蚊子咬。人吃完大蒜以后，浑身的皮肤毛孔都会散发出蒜味。夏天的晚上，吃一点儿蒜，既保健，又能够防蚊，是一举两得的事。

每天吃蒜不要多，三瓣蒜足矣。把大蒜切碎了吃就可以，而且，切开的大蒜要在空气中放置几分钟，等接触空气氧化以后再吃，这样它里面的抗癌物质才能发挥出作用。

搭配宜忌

✅ 蒜适宜和洋葱搭配，可以防癌抗癌、抗菌消炎；蒜适宜和猪肉搭配，可以促进血液循环、消除疲惫之感。

❌ 蒜不宜和鸭肉搭配，可能会引起中毒；蒜不宜与鲫鱼搭配，可能会引起上火。

适宜人群 一般人皆可食用，肺结核病人和癌症患者宜食，但是皮肤过敏者、部分腹泻患者、肝病患者需要慎食。

蒜蓉娃娃菜

原料

娃娃菜 300 克，大蒜 50 克，盐、湿淀粉、高汤、食用油各适量。

做法

❶ 将娃娃菜洗净，用开水焯熟后备用。蒜头去皮切末备用。

❷ 锅中放少许油，油烧至 6 成热时将蒜末放入，炸至金黄时浇在娃娃菜上。

❸ 锅中留少量底油，倒入高汤，加盐调味，加入湿淀粉勾芡，然后浇在娃娃菜上即可。

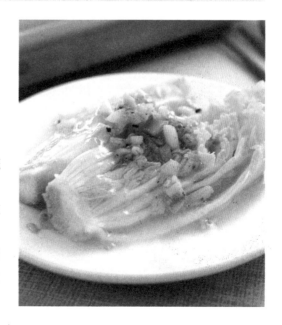

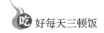
很多人都苦恼大蒜的保存，买回来没多久，不是烂掉就是长芽，其实，保存大蒜也是要讲究方法的。如果买的大蒜多，可以将它们像编小辫一样编成蒜辫，然后挂在窗外或窗边等通风的地方，这样可以很好地推迟大蒜发芽的时间。如果买回来的大蒜并不多的话，与别的蔬菜一样，放入冰箱的冷藏室中即可。

传承千年的健康首选油：菜籽油

以前许多地方的人炒菜都用菜籽油，后来食用油的品种越来越丰富了，传统的菜籽油用的人就渐渐减少了。其实，菜籽油对人的身体健康有很多的益处。

菜籽油当中含有非常丰富的维生素 E，50 毫升的菜籽油当中，就含有足够一个人一天所需要的维生素 E 总量。这种天然的维生素 E 可以有效地抗击衰老，改善人类的生育能力。人工合成的维生素 E 没有天然的好，与其天天吃维生素 E 胶丸，还不如每天都用一些菜籽油来炒菜，享受纯天然的营养素，既方便又不用担心过量和有添加剂之类的问题。

菜籽油可以保肝瘦身，菜籽油入肝经，有很好的保肝作用，而现代人的身体大多都处于亚健康的状态，很多人都会得高血压、糖尿病等"三高"类的富贵病。探查其主要原因，就是由营养过剩、压力太大等造成的，而这两大原因直接伤到的就是我们的肝脏，所以，可以通过适当地摄入菜籽油来为我们的肝脏多加一层保护。

菜籽油可以促进肝脏分泌胆汁，而胆汁的主要作用一个是消化脂肪，另一个是清利肝胆祛湿热。所以，菜籽油还有不可忽视的两大保健作用。

第一，清肝利胆。肝胆有毛病的人，比如得了脂肪肝、肝炎、胆结石或是胆囊炎，炒菜的时候最好不要用别的油，而应该选择放菜籽油。

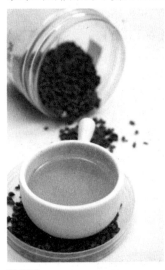

菜籽油

第二，降血脂、瘦身。菜籽油可以促进脂肪的分解，血脂高的人、肥胖的人，吃菜籽油可以在一定程度上达到降脂减肥的目的。所以说，想要减肥，控制体重的人，在做饭的时候，不妨就用菜籽油来代替别的食用油吧。

另外，菜籽油还可以调理皮肤问题，它既能凉血排毒；又能入肺经，促进皮肤生长。古人用它外敷调治风疹、湿疹以及各种皮肤瘙痒症。现在要是不小心烫伤的话，也可以在伤口处敷一点儿菜籽油，不仅会使伤口好得快，还不会留下瘢痕。

此外，菜籽油还有养眼的作用，炒菜的时候经常用菜籽油，可以预防老年性的眼病。菜籽油还能帮助眼睛抵抗强光的刺激，对预防小孩的弱视很有帮助。经常用眼的人需要注意增加菜籽油的摄入量，以便保护自己的眼睛。

　　菜籽油在保存时,最好用玻璃容器来保存,并且要放在凉快且没有阳光直射的地方。不管如何保存,菜籽油都不适合放置太久,买回来就要及时用掉,放久了不仅会影响其口感,也会影响其营养价值。

从高盐变低盐,血压降下来

　　如果想要保持平稳的血压,那么,限制食盐的摄入就是最为关键的一步。高盐对人的身体来说绝对是有害无益的。人均每天食盐健康的摄入量最好不要超过 5 克。这样算的话,一家三口每月 30 天的食盐总量最好不要超过一斤。

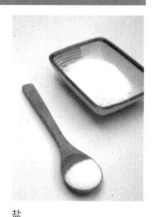

　　当然,不只是食盐中含有钠,还有很多食品中也含有钠,甚至咸味很少的食品也含很多的钠,比如味精、鸡精等等。而很多人喜欢的腌制品中,钠的含量则更高了,如咸肉、咸鱼、咸鸭、咸菜、咸蛋、榨菜、泡菜、豆腐乳,等等,而酱制品如酱油、黄豆酱、酱菜等含钠量也不容小视。另外,方便面中的含钠量也很高,有很多人喜爱方便面的快捷,但是一包方便面

盐

调料中的盐,就已足够我们一天的盐量,所以这些方便食品应该尽量少吃一些。

　　研究表明,在现有盐摄入量的基础上,如果每日能够减少 3 克盐的摄入量,那么就能够减少脑中风患病率 13%,冠心病患病率 10%;如能够减少 9 克盐的摄入量,就可以减少脑中风 1/3,冠心病 1/4 的概率。对于我国大多数地区的居民来说,每日摄盐量的平均值早已远远超出了 6 克标准的 2~3 倍,因此,通过限制用盐量来达到减少心脑血管疾病病发率的空间是很大的。

　　其实,从高盐到低盐并不是一件难事,只是一个饮食习惯改变的问题。人的味蕾适应性非常的强,一般来说,两周以后就能逐渐适应并形成习惯。因此,我们可以有意地使自己的饮食越吃越淡,等坚持了一段时间之后,你就会发现,原来自己也可以吃得这么清淡。一个家庭中的主厨有着绝对的主动权,如果一开始不太习惯少盐的饭菜以及做饭方式,总是不由自主遵循以前的饮食烹饪习惯,一不小心就放很多盐的话,可以应用限盐勺、记总量等方式,来进行定量控制。此外,有一个诀窍就是,炒菜时,应该在饭菜准备出锅前再放盐,也不能抱着放盐后可以多加一些糖来冲淡咸味的想法,更不能有盐不够,就用酱油凑的行为。此外,在三餐当中,餐桌上尽量不要摆放咸菜、酱豆腐、火腿肠之类高钠的食品。做菜和汤时,要尽量少放味精、鸡精,做汤则更宜清淡,最好利用好的食材煮出鲜味而不是深藏健康隐患的调味品。

　　高盐饮食有很多危害,为了身体的健康,为了血压降下来,要全家总动员开始限盐活动。低盐生活,就从马上要开始的这顿饭做起。

❀ 有益孩子学习的饮食偏方 ❀

平常饭——适合所有考生的最佳食谱

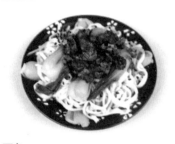

面条

每当到了考试的时候，家长们总是想方设法给孩子做很多很多可口的饭菜，希望能够帮助孩子顺利地通过考试。那么，有没有一份适应所有考生的完整食谱呢？答案当然是没有的，这个世界上没有能够适用于所有人的药方，也没有能适用于所有人的食谱。如果说有能够适合所有考生的健康食谱的话，那么只有四个字，那就是"家常便饭"。

孩子每天吃家里的饭，他的身体和肠胃对这些饭菜都已经非常适应了。在考试的关键时刻，孩子吃熟悉的饭菜更加保险一些，因为熟悉的饭菜不会给孩子的肠胃造成不必要的负担。

有的考生的考场离家里很远，就难免要订餐。如果订餐的话，最好点孩子平时常吃的饭菜，一定要避免点一些新奇的和所谓的营养餐。以防万一孩子的肠胃对此不适应，出现不舒服的症状，影响考场发挥，那就得不偿失了。

不论是自己亲手做，还是到餐馆或者学校的食堂给考生订餐，只要遵循一个原则，那就是，给孩子吃清淡、好消化的食物就可以了，完全没必要针对考试而专门特别做一些东西。包括加餐的小食品也是如此，并不是孩子平时非常喜欢吃什么，在考试的时候就让孩子吃个够，这样反而会给孩子造成肠胃负担，最正确的做法就是尽量选择平时孩子常吃的。如果孩子平时不常吃零食，这时候就不需要特意给他准备了。

健 康 小 贴 士

很多人考试前都爱吃一些巧克力或者牛奶糖，人们总是觉得巧克力可以补充糖分，还能提神。如果是平时常吃巧克力的孩子，考前吃一点儿是可以的，但是如果是不常吃的人，最好谨慎一点儿，以免出现不适应的状况。做父母的更要多加注意，不要因为是在考试的时候，就随便答应了孩子的一切要求，这样反而影响了孩子的正常节奏，不利于考场上的正常发挥。

考前饮食，清淡为要

家长们要注意，考试已经临近的时候，不要给孩子吃太补的东西，考试已经近在眼前了，要是现在才进补已经来不及了。而且，最主要的是，最滋补的营养品，往往也是比较难消化的，如果在考试开始期间进食，加上考试本身带来的紧张感，会严重增加孩

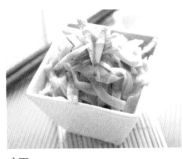

凉面

子肠胃的负担。尤其是考试当天的早餐还有午餐，更是不要过于滋补，否则本该给大脑供应能量的血液，都集中到胃部去做消化工作了，会严重地影响考生集中精力应考的状态。

考试的时候，不仅不要进补，饮食还要比平时清淡一些。我们还知道，胃不和则寝不安。孩子在考试期间如果吃不下饭，睡不好觉，这是最不好的情况，所以不论你给孩子准备什么样的考试食谱，原则只有一个，那就是一定要清淡一些。做菜的时候，尽量要选择那些便于消化的烹调方式以及便于消化的食材。比如说吃鸡蛋，可以做成鸡蛋糕；如果吃肉的话，可以做成肉丸子。另外，如果孩子平时很爱吃粽子、红烧肉之类的食物，那么，在考试之前也最好不要吃了，因为这类食物都比较不好消化。当然，不管做什么饭菜，前提还得以孩子喜欢吃为主，在孩子喜欢的前提下，做到清淡易消化，即可。

木耳芹菜炒百合

原料

木耳5小朵，芹菜30克，百合10克，蒜末、盐、鸡粉、生粉各适量。

做法

❶ 木耳用清水浸泡30分钟后择洗干净；芹菜洗净后切小段；百合洗净备用。

❷ 木耳、芹菜、百合焯水后捞起备用。

❸ 锅内放少量油，烧热后加入蒜末，爆香后加入木耳、芹菜、百合翻炒。

❹ 加入适量盐和鸡粉调味，再勾芡即可出锅。

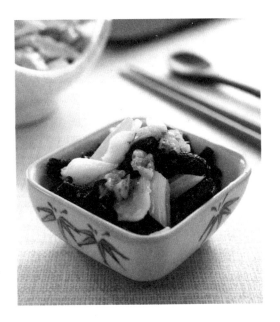

孩子备考太疲劳，碱性饮食来帮忙

孩子备考期间常常都会因为神经紧绷而感到疲惫，这个时候，除了一份清淡的菜谱之外，还可以给食物多加一点儿偏于碱性的食物来帮助孩子缓解疲劳症状。考前的紧张焦虑会使人体产生大量的酸性物质，而适当地吃一些碱性的食物，就可以及时平衡人体体液的酸碱度，这对于缓解考生的疲劳还有压力都有很好的效果。

当然，我们先应该清楚一点，那就是，酸性食物和碱性食物，并不是指它们本身的酸碱性，也不是指它们尝起来的味道，而是指它们对人体的具体作用。碱性食物当中含

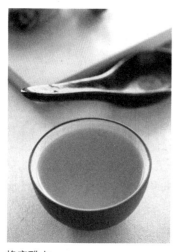

蜂蜜醋水

健康小贴士

冲蜂蜜醋水的时候，水温切记不要高过40℃，否则会破坏蜂蜜中的营养。另外，蜂蜜是安神的，如果早上喝，就不要加太多，以免影响白天备考和考试的效率。

有的矿物质比较多，能够使人体的体液趋向于碱性。

像牛奶、海带还有各种蔬菜、水果几乎都是碱性的。想要给考生补充碱性的食物，就适当地给他们多吃一些蔬菜、水果即可，备考和考试期间最好不要吃太多的肉，因为肉是酸性食物。

家长们并不用担心孩子少吃肉会出现营养跟不上的情况，在这个时候，孩子更需要的不是蛋白质，而是维生素、矿物质以及糖。考试的过程中需要大量用脑，人体消耗的这些元素要比平时多出许多，而多吃一些蔬菜水果正好可以补充那些被加倍消耗掉的元素。

如果还想给孩子补充蛋白质的话，可以给孩子适当地喝一些酸奶。同样是含蛋白质丰富的食品，鱼和肉都是酸性的，而酸奶则是碱性的。

那么怎么补充碱性食物呢？很简单，我们经常吃的醋就是碱性的。醋的味道虽然尝起来很酸，可是被人体摄入后会产生碱性物质，所以是碱性食品，而且是效果很好的碱性食品。在备考期间，考生的菜里可以适当地多加入一些醋，既调节人体的酸碱平衡，有效解除疲劳症状，积极缓解考生的压力，还能够帮助考生开胃，杀菌，可以说是一举多得。

家长们可以在每天晚上给孩子冲一些蜂蜜醋水，一勺蜂蜜一勺醋的比例就可以，既可以帮助孩子清理肠道，又有利于睡眠。另外，蜂蜜醋水对于清除身体的毒素也很有帮助。不只适合孩子，也适合我们每一个人。

吃根香蕉给大脑充电

很多人都知道考试前吃巧克力，可以提神和补充体能。巧克力虽然含有很高的糖分，人吸收了之后可以提高血糖水平，但是这种糖很快就会消耗掉，所以，吃巧克力对付只有一场的考试还可以，要是应对连续几天的大考，并不是很理想。考试连考好几场，并且连续地吃甜食，会影响孩子的胃口和消化。还有就是巧克力含有咖啡因，容易引起孩子失眠，白天摄入过多的咖啡因，晚上容易休息不好。

对于考生来说，考前更适合吃香蕉。香蕉和巧克力一样，含有丰富的糖分，能充分地给大脑补充能量。香蕉还含有巧克力所不具备的果糖，果糖是一种安全的糖，不会像普通的糖那样造成血糖猛然升高。

香蕉同样含有提神物质，且香蕉没有咖啡因的副作用，它是靠钾来提神的。香蕉中的钾不仅能让考生振奋精神，还有助于考生集中注意力。

香蕉还是让人开心的水果，吃香蕉可以让考生放松紧张的情绪。香蕉还很好消化，不会给孩子的脾胃造成负担，天气炎热，考试紧张，香蕉性凉，正好可以顺便给孩子降降心火。

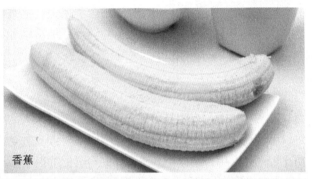

健康小贴士

香蕉有轻微的滑肠作用，平时容易腹泻的考生为了保险起见最好谨慎食用。身体正常的，每次吃一两根都没关系；如果平时就不爱吃香蕉，考前也不要勉强孩子吃。

香蕉

温馨提示

香蕉的保存对于我们来说，也是一个技巧性的问题。如果是买了比较青一点儿的香蕉，那么，把香蕉与苹果放在一起保存，不需要太久，香蕉的颜色就会慢慢转黄而且香蕉也会非常美味。还有一种方法就是，把成熟的香蕉剥去外皮之后，用保鲜膜包起来进行冷冻保存，等到想吃的时候，无需解冻，拿出来直接食用，口感比较像吃冰淇淋，适合夏天食用。在天热的时候，香蕉要放在凉爽通风的地方，而天冷的时候要用报纸等将香蕉包起来保存。需要注意的是，不可以将带皮的香蕉放进冰箱中冷藏，否则果肉就会变成暗褐色，影响口感。

考试提神秘方：吃鸡蛋、含人参

虽然我们一直在强调考试的时候考生的饮食要清淡一些才最好，但是，很多家长可能会担心孩子的营养不够，那么，如果说非要在考试之前给孩子补充点儿营养家长们才能安心的话，那就在早餐的时候给孩子吃一些鸡蛋吧，鸡蛋的蛋白质含量非常的丰富，而且还具有提气的作用，吃了鸡蛋能够让孩子的精力充沛。我们在前文中也曾经提到过，考试期间，如果让考生吃鸡蛋的话，可以给孩子做成鸡蛋羹，这样比较好消化一些。

有的孩子不太喜欢吃鸡蛋，那么也没有关系，如果早上不吃鸡蛋的话，可以给孩子喝一杯豆浆，自己磨的豆浆，营养丰富，口味也比较好，对于考生来说也是比较好的。考试当天最好的早餐还是中国人的传统早餐：喝粥、吃馒头或者烙饼。既好消化，又能够为孩子补充足够的碳水化合物，给大脑提供充足的能量来源。但是需要注意的是，最好不要用小米粥来代替大米粥，这是因为小米具有安神的作用，对上午的考试不利，比较适合晚上喝。

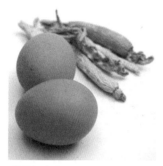

鸡蛋和人参

到了晚上的时候，可以适当地给孩子喝点儿酸奶，既可以安神又能够帮助孩子调节肠道，而且还易于消化，比牛奶好得多。同时，也可以试试用苹果代替晚上的夜宵，会对孩子的消化和睡眠有一定的帮助，也可以在卧室床头多放几个苹果，让苹果散发的香气来平静孩子的情绪，同时也能够很好地帮助他入眠，提高睡眠质量，以保证第二天的精神状态。

此外，还有一个比较管用的小偏方，比较适合考试的孩子们。这就是，在考试的时候让考生在嘴里含一片人参，会让孩子考试时一直保持好的精神状态，这个方法并不需要很多的人参，一小片就完全可以了。而人参片一般人都可以食用，除了肺热咳嗽或容易流鼻血的人之外，尤其是体质比较弱的女生，用这个方法来帮助自己提神很不错，所以可以试一下。

这个方法不仅适合考生，对于天天工作的上班族也非常的管用。如果你有重要的工作或者是谈判，需要高度集中注意力的话，那么就可以含一小片人参在口中，人参提升元气的作用很强。老年人有体虚的症状，也可以尝试吃一些人参来进行保健，用这个方法，每天在舌头下含服一小片人参，操作起来十分简单，收到的效果还是非常不错的。

女性养颜的食疗偏方

女人一生要做的三门功课

美丽是女人一生的功课，但是，美并不是只能靠天生丽质而得来，也可以靠后天的保养来调节和维持，女人要想一生保持美丽，就要从年轻时开始做好三门功课。

功课一：保持皮肤紧实

（1）多多吸收胶原蛋白。有人也许会说，胶原蛋白自己平时吃得也并不少，没必要专门再增加了吧。但是，我们要知道，年龄大一点儿的女性往往没有年轻女性对营养的吸收好，这主要是因为随着年龄的增长脾胃的吸收功能减弱了。所以首先要学会养护好自己的脾胃，尽量让脾胃消化吸收的功能保持良好。其次，就是要多吃一些含丰富胶原蛋

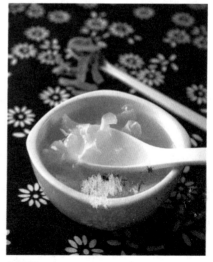

银耳羹

白的食物，并且一定要选择清淡而且好消化的，这样身体才能很好地吸收。其实想要补充胶原蛋白方法很简单，比如吃鱼的时候，不要去鳞，就可以吃到很多胶原蛋白，因为鱼鳞完全是胶原蛋白生成的。

（2）养好胃，胃好气色就好。我们仔细观察就能看得出来，胃好的人，脸上的气血往往就会很充足，而她们的皮下脂肪就能饱满一点儿，不容易出现松弛的现象。所以，爱美的女性平时就要注意不要吃垃圾食品，不要饥一顿饱一顿，不要胡吃海喝，要用心养好自己的胃。

（3）要多睡觉。睡觉对于女人来说真的非常重要，睡眠本身对人体有着很大的修复作用，而皮肤到了晚上才能得到修补，只要睡好了觉，那么皮肤的光泽自然会从里到外透出来，也才能够保持紧实。因此一定要保证自己的睡眠时间和质量。

功课二：保持紧实的身材

女性随着年龄的增长，骨节、韧带就会逐渐地松垮，而整个人就会显得臃肿了一圈。而且女性年龄大了，就难免气虚，气虚时间长了，多余的脂肪以及水分就代谢不出去了，再加上骨架很松弛，人的身体就会走样。所以，女性平时就要注意补气，保持中气充足，这样人才会有弹性，身材就不至于松松垮垮的，人看上去就会年轻了不少。

那么，如何能够保持自己的气不虚呢？还是要从锻炼身体和饮食方面入手。

我们应该从年轻的时候就开始积极地锻炼身体，为以后的健康打好基础。经常锻炼的人，气往往比较足，等到年龄稍微大一点儿的时候，就要加强食补了，吃一些补气的食物，比如说黄芪、大枣、牛肉、蚕豆。还可以适当吃一些动物油，适量地在三餐中添加一些猪油，可以让皮下脂肪比较饱满，还可以润泽皮肤，所以女性可以适量地吃一点儿动物油，来帮助自己补补气血，能使皮肤和身材保持比较紧实的状态。

女性想要保持身材紧实，还要注意祛除体内多余的水分。平时注意别吃太多的盐，吃盐多会造成多余的水分停留在体内。还有就是别喝太多的水，喝水过量的话，会对肾脏造成一种负担，身体机能弱的人排不出去，也会积在身体里面。有的人水喝多了腿部或面部还会出现浮肿的现象，这样就会影响人的面容和身材了。

功课三：保持好的心态和心情

大家都知道相由心生，由此可以看出来，心情对容貌是有很大影响的。一个人心情郁闷的时候，肝气就会淤积，于是就会影响到整个生殖系统，使之不能好好工作，于是瘀血、毒素就会堆积在那里，身体就会出问题。情绪问题还会引起内分泌的失调，不快乐的情绪是一种毒素，对身体有很不好的影响，

保存皮肤紧实

女人一生要做的三门功课

保持身材紧实

保持好的心态和心情

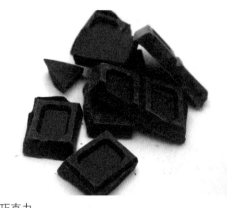

巧克力

当人保持快乐情绪的时候，身体才会正常运转，所以说，快乐是女人最好的保养品。

女性要学会放下，保留一点儿童真。如果真的觉得做不到的话，可以试着用食物来调节。有很多食物都可以给人带来快乐，比如说甜食、巧克力、香蕉、苹果，这些都是使人快乐的食物。

美丽的女人，不是只有精致的五官、漂亮的身材才行，而是要有一种从里向外散发的光彩，让见到她的人都有如沐春风的感觉。

把握留住青春的四个关键时期

现在随着美容技术的发展，越来越多的人想通过技术手段来留住自己年轻的容颜，但是这些美容方法都不是健康自然的。如果要延缓变老的脚步，重要的还是要从健康上入手，要从身体内部来调理。

25 ～ 35 岁，养胃阴、清肺热，打好基础才美丽

25 岁到 35 岁之间，实际上就是为将来打基础的最佳也是最重要的时机，这十年的时间里，如果女性没有为自己的身体打好基础，那么以后就会衰老得很快。

在这个年龄段，我们的生活都比较随意，而正是这些比较随意的生活态度和习惯，容易对我们的身体造成不好的影响。一些不良的生活习惯主要会影响到我们的哪几个脏腑呢？第一个就是胃。胡吃海喝，生活不规律，容易导致胃热，而胃热就会引起上火，于是就会出现长痘、口臭、便秘等诸多问题。年轻人容易在前额长痘，这就是胃工作不好的表现，还有的人下巴也会长痘也是由于胃部出现了问题。脸上不同的部位长痘，往往反映了不同脏器存在着的问题，而对于二十多岁的年轻人来说，脸上不管哪里长出了痘，都跟胃热有一定的关系。胃热的人建议吃点儿甘蔗，因为甘蔗是养胃阴的，它能够养胃液，让胃里面的消化液很充足，这样一来，就不会继续产生胃火了。

除了胃部的问题之外，还有一个就是肺。年轻女性任性不当的饮食习惯，还会导致肺热，有的人总觉得自己的嗓子老是不舒服，不感冒也会经常咳嗽，有的人还患上了咽喉炎等，其实这些都是肺热的表现。肺热还会导致皮肤不好，毛孔变大，鼻子旁边出现黑头，还容易出油。肺热的人可以吃一些牛蒡，既能够去肺热，又可以调理青春痘。平时的三餐当中要经常拿牛蒡当菜吃，可以做汤，可以炒着吃，也可以凉拌着吃。

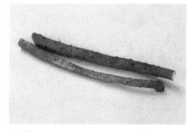

牛蒡

凉拌牛蒡

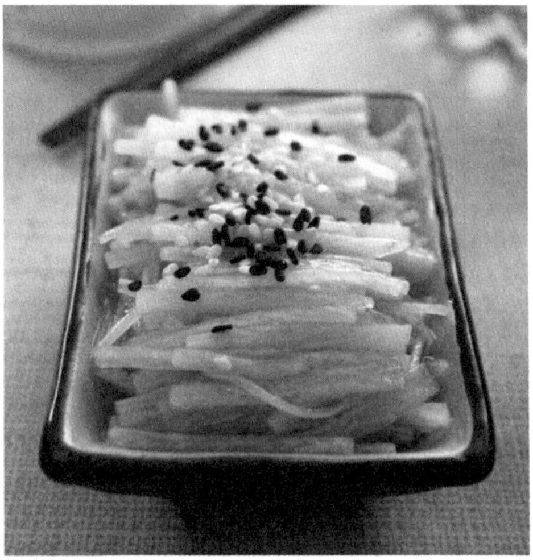

原料

牛蒡根300克，白砂糖、白醋、黑芝麻、白芝麻、香油适量。

做法

1 牛蒡去皮，洗净切丝，放入沸水中焯一下，捞出沥干，装入碗中备用。

2 等到牛蒡放凉后，加入白糖、白醋、黑芝麻、白芝麻搅拌均匀，食用时淋上少许香油即可。

35 ~ 45岁，舒肝气、补脾胃，养好气血葆青春

从35岁开始，女性的身体开始走下坡路，这是不可抗拒的生理现象，但是，我们可以通过食疗的方法来减缓衰老的速度。

35以后，女性的胃气已经开始变虚了。胃对人很重要，它决定了一个人的面色以及面容。如果胃的气血不好，那么脸上的气血就会显得衰老、憔悴。另外，胃还影响着人们的情绪。如果一个人性格比较抑郁的话，那么很可能是他的胃出现了问题，当然也不排除肝脏有问题的可能性。

35岁以上的女性，常常脾也开始变虚了。中医所说的脾是人体运化的系统。脾的主要工作就是把胃消化的食物转化成为营养，然后运送到我们的全身各处去，分配给各个组织器官，给这些地方及时补充相应的营养和能量。如果人的脾和胃都不够健康的话，那么吃进去的食物，就没有充分地被消化和吸收掉，于是也就不能够及时地将营养输送到身体的各个地方去，这样一来，身体的各个部位就不能够正常地工作和运转了，于是身体的机能就逐渐地下降了。其中最明显的，就是造血的功能下降，于是血就会变少了。正是因为这样，女性在35岁之后气色才会渐渐地变差，也比较容易出现贫血的现象，那么，该怎么安全合理而又有效地补血呢？

女性到了这个年龄阶段，胃气也开始逐渐衰弱了，脾也渐渐地虚弱了，所以，如果在这个时候想要养血的话，仅仅是靠吃大补血的东西，恐怕是难以很好地吸收的，所以这个这时候要吃一些既让脾胃没有负担，同时又能够有效养血的食物，比如红枣就是很不错的选择。此外，养血还要注意理肝气，就是要让体内的气变得通顺起来。气顺了以后，气血就会流动起来了，因为血是靠气来推动运行的。如果是要理气的话，建议喝一些玫瑰红糖茶，很适合中年女性补血养颜理气。

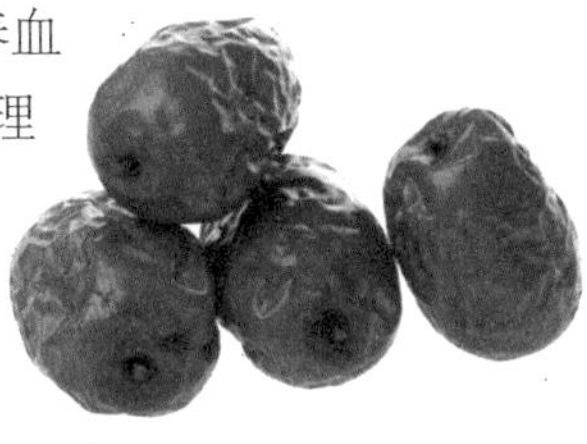

大枣

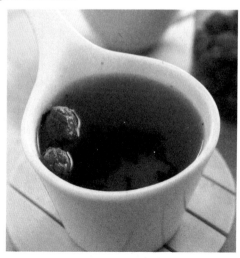

玫瑰红茶

原料

玫瑰花 4 朵，红茶、红糖适量。

做法

❶ 将玫瑰花洗净，与红茶一起放在茶杯中。

❷ 冲入适量沸水，加盖闷泡 10 分钟左右。

❸ 饮用前依个人口味加入适量红糖搅拌均匀即可。

45 ~ 55 岁，养心气、安精神，平稳度过更年期

这个年龄段正是女性的一个特殊时期——更年期。更年期激素分泌紊乱会导致很多女性的心情不好，还有一个很典型的标志就是情绪的变换非常大。有时焦躁不安，有时又抑郁，情 百合 绪变化很快，不稳定，容易生气，刚刚还好好的，没过一会儿情绪又变得很低落了。

脾气暴躁的人经常会有心烦意乱的现象，有的睡觉还会出汗、失眠，甚至会有一种百爪挠心的感觉。建议这样的人多喝一些百合枣仁粥，因为酸枣仁可以有效地收敛心神，调理失眠；而且百合具有很好的滋阴、去虚火的功效。经常喝一些百合枣仁粥，有助于帮助女性调理脾气暴躁以及夜里失眠、心烦的症状。

很多更年期的女性脸上都会长出斑点，这可能是由于长时间情绪不良而造成的，这些实际上就是肝的问题，肝脏出现了问题，不能够及时解毒和正常工作，身体就会出现

小麦大枣粥

原料

小麦 15 克，大枣 20 克，甘草 10 克。

做法

❶ 将小麦、大枣、甘草洗净，放在砂锅中。

❷ 砂锅中放入适量水，大火煮开后转小火，煮 20 分钟左右即可饮用。

功效

此粥具有固表敛汗，养胃健脾的功效。

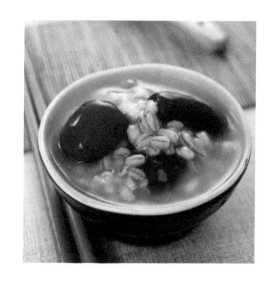

各种不舒适不正常的症状。有些女性的情况比较严重，夜里时常会感到心悸，睡不着。这不是简单的烦躁，而是觉得心脏不舒服，有一种莫名的恐惧和不安。也有的女性入睡以后睡眠质量很差，很容易惊醒，醒来以后就觉得心脏怦怦直跳，再也睡不着了，同时呼吸也会变得急促起来。有这些现象的人，都可以熬一些小麦大枣粥来喝。小麦、大枣、甘草，都有补脾补心的作用，能够很好地帮助我们调理心脾，去虚火，补气养血。对更年期的女性有很大的帮助，可作为一日三餐中的主要饮食之一。

55 岁后，保护肾气最关键

55 岁以后的女性基本上都绝经了，这个时候的大多数女性气虚了，肾也虚了，所以说此时要注意补气，尤其要注意补肾气。女性到了老年的时候，小便容易出现问题。尿频，甚至于有点儿控制不住，这就是肾气不固的表现。

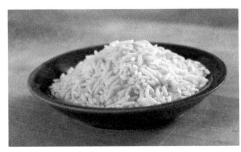

糯米

如果想人到老年时肾气不虚，可以经常喝糯米糊。喝糯米糊能帮助我们固住肾气，还能调理小便的问题。糯米直接吃不好消化，打成粉煮成糊就好多了。老年人吃饭要特别注意，不要吃太生的、太硬的、太冷的，这些都很伤身，而像糊、粥，这样软软的东西比较好，既好消化又好吸收。现代人都害怕肾虚，因为肾虚就意味着提前衰老。人在衰老的过程中，自然的肾虚是从肾气虚弱开始的。到了老年，肾气比年轻人就要差好多。所以，不管是老年人还是年轻人，都要注意保护肾气。

保护肾气就要靠平时一点点来积累。每天都需要适量地吃一些主食，只要在三餐主食的种类中适当地加入少量糯米，就可以护肾了，既简单又便于坚持。

糯米糊

原料

糯米适量。

做法——➤

❶ 把糯米打成粉，把糯米粉用一点儿水调湿。

❷ 锅里放水煮开，把调湿的糯米粉放进去迅速搅匀，继续煮 5 分钟左右即可饮用。

功效

糯米味甘、性温，入脾、胃、肺经；具有补中益气、健脾养胃、止虚汗之功效。

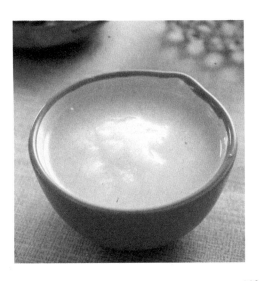

五道玫瑰养颜方，外用内服美容颜

在谈到女性养生问题时，我们常会推荐的养生良药、食材，除了大枣以外最常见的就是玫瑰了。玫瑰花味甘微苦、性温，有理气解郁、活血散瘀以及调经止痛的功效。此外，玫瑰花的药性很温和，能够很好地温养人的心肝血脉，抒发人们体内的郁气，起到镇静、安抚、抗抑郁的功效。女性在月经前或者是月经期间常会有些情绪上的烦躁，这时就可以尝试用玫瑰花来进行调节。在工作和生活压力越来越大的今天，即使不是处在月经期，也可以借助玫瑰花，来安抚、稳定情绪，缓解压力。

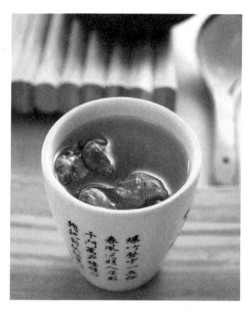

玫瑰花茶

原料

玫瑰花 15 克，冰糖适量。

做法

❶ 将玫瑰花放入茶杯中，以沸水冲泡 10 分钟，饮用前加适量冰糖即可。

❷ 分多次服用，连用 4 周。

功效

玫瑰花茶可提供纤维质，长期饮用的话，可去清除宿便，维持新陈代谢的功能正常，当然就能让皮肤看起来细嫩，也不容易在体内堆积脂肪，可达到减肥的效果。

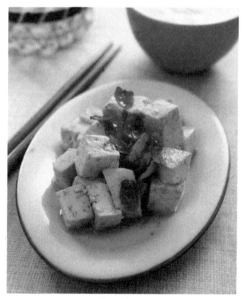

玫瑰豆腐

原料

豆腐一块，玫瑰适量。

做法

❶ 将豆腐切成小块，放在水中焯一下，去除豆腥味，然后沥干。

❷ 锅内放油烧热，将豆腐放在锅中翻炒几下，然后撒上玫瑰花即可出锅。

功效

豆腐有美容养颜抗衰老的作用，玫瑰花可以疏肝解郁，活血化瘀，这两种食物对女性都很有好处，而且豆腐有淡淡的玫瑰香味，味道很不错。

玫瑰糖

原料

玫瑰花、红糖或白砂糖各适量。

做法 →

①把新鲜的玫瑰花洗干净，把洗好的玫瑰花铺一层在准备好的干净罐子里，然后再铺一层白砂糖，就这样玫瑰花一层，糖一层，放满一瓶，用力压实。

②做好的玫瑰花糖罐子要放在阴凉的地方，腌制2~3个月后，就做成玫瑰糖了。

③喝的时候，用温水冲开即可。

功效

玫瑰花糖水有活血化瘀、止痛的作用，玫瑰花加红糖一起喝，活血化瘀理气的效果更好。

玫瑰花精油

原料

橄榄油一瓶，玫瑰花适量。

做法 →

①准备一瓶橄榄油，然后把新鲜采摘的玫瑰花瓣洗干净，晒干水分，泡到橄榄油里。

②将放入玫瑰花的橄榄油放在阳台上，要放在阳光充足的地方晒上一周，让精油自然发酵。经过日晒的玫瑰花的颜色变浅，这样玫瑰花精油就做好了。

功效

经过发酵的玫瑰精华油，玫瑰的精华和橄榄油的精华融为一体，用这个精油来护肤，就好像在给皮肤进补，用完之后皮肤就会变得柔嫩滋润。

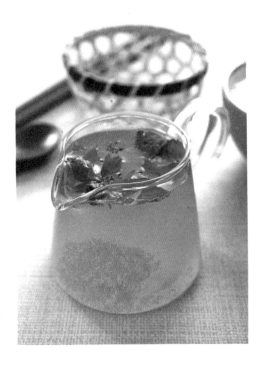

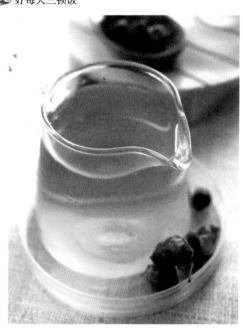

玫瑰醋

原料

玫瑰花 50 克，白醋 500 毫升。

做法

❶玫瑰花洗净自然风干，放在干净的瓶子里。

❷将白醋倒进瓶子里，将泡有玫瑰花的醋瓶子放在阴凉处放置半个月，这个玫瑰醋就成了。

功效

玫瑰醋最好的作用就是美容护肤，醋本身有消毒的作用，如果用玫瑰醋用 1：1 的比例稀释，用来敷脸，美白效果很好，还能淡化脸上的晒斑。

四道养血饮食，与坏气色道别

生活中，总能听见很多女性讨论如何补血，而大家常食用的补血食材就是红枣。但是，要知道，每个人的体质都不一样，如果不辨清体质，就一直在吃大家所倡导的补血、生血的食材，那么不一定会有效果的。

养生中有关血液常见的问题，主要有血虚、血瘀、血寒、血热四种类型，它们都有可能引起贫血现象。但是，这四种问题需要直接补血的情况并不多，而且就算直接补也不一定补得进去。对于多数女性朋友来说，保持身体健康比较重要的就是养血。

而如何来养血呢？具体的问题有具体的办法。简单地说就是，血虚要补血，血瘀应该活血，血热应该凉血，血寒就要暖血了。

血虚之人喝当归黄芪茶

生活中，有不少女性都有血虚的症状，血虚常表现为皮肤没有血色，唇色发白，舌头的颜色较淡，眼皮翻下来里边发白、指甲盖发白等，还有的人会经常头晕，这是因为血虚引起了大脑的供氧不足。

如果血液少，血不能够养心，那么血虚的人还容易出现心悸的现象，而且常常睡眠质量不好，一有点儿小干扰就不容易入睡。睡着了以后也很容易被惊醒。血虚的人比较适合喝当归黄芪茶。这道茶有气血双补的作用，轻微贫血的人可以经常喝，男性补血也同样可以喝。

当归黄芪茶

原料

黄芪 60 克，当归 12 克。

做法

❶ 将黄芪、当归清洗干净后，用冷水先泡半个小时，然后放在砂锅中煮。

❷ 煮开 30 分钟后，把药汁倒出来，再加一次冷水，煮开后继续煮 20 分钟，滤出药汁。

❸ 然后再加一次冷水，煮开后续煮 20 分钟。

❹ 把这三次的药汁混合在一起喝，药性最好。可作为三餐之外的饮品。

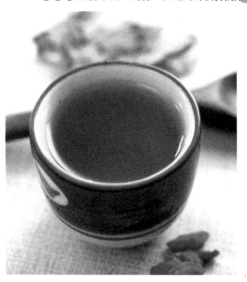

血瘀之人喝桂圆核桃茶

　　血瘀的人最直接的症状就是脸色发黑、发暗，嘴唇也发乌、发紫，此外，血瘀的人一般还会表现出在局部会有疼痛的现象，这些情况就是血瘀。如果要调治血瘀症状，可以经常喝一些桂圆核桃茶。核桃是活血的，而且活血的作用非常不错。而桂圆肉是养心的，也具有补血的功能。二者配合起来，一边活血，一边养心，效果比较好。

桂圆核桃茶

原料

桂圆肉 20 克，核桃仁 40 克。

做法

❶ 将桂圆肉和核桃仁加冷水一起下锅。

❷ 开锅以后煮 20 分钟然后出锅，就可以拿它当茶喝了。

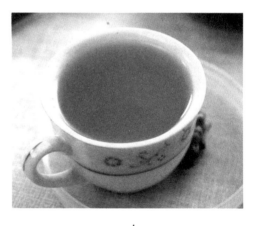

血寒之人喝生姜红枣茶

　　血寒的人一年四季都怕冷，手和脚摸上去总是凉的，身上有些地方还容易疼痛，比如腿或者肚子会突然痛，而且是冷痛，就是冰凉冰凉的感觉。

　　血寒之人可常喝一些生姜红枣茶。这道茶不仅可以帮助人们暖血，姜枣茶的功效还有很多，它还能够调理风寒感冒后引起的肠胃不适。做好的姜枣茶，可以用保温的茶杯装起来。最好是上午把它喝完，不要超过中午。姜适合在早上吃。下午和晚上不太适合喝姜茶。如果不是虚寒的人，最好不要一年四季天天喝姜枣茶，特别是在秋冬时节，经常饮用此茶非常容易上火。

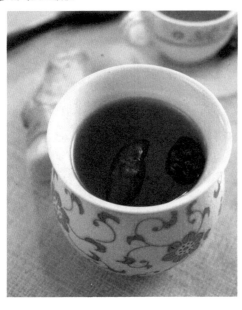

生姜红枣茶

原料
生姜5克，红枣10克。

做法
1 把红枣掰开，先加冷水下锅，水煮开后续煮5分钟。

2 把姜片放进锅中继续煮5分钟后即可饮用。

功效
此糖水具有驱风寒、补气益血的功效。适用于有食欲不振、贫血、反胃吐食、面色无华等症状的人群。

血热之人吃黄花马齿苋粥

血热的人体温不一定高，但是时常会有一种发热的感觉，甚至有的人还有出血的现象。比如说经常牙龈出血，再比如冬天处在有暖气的地方就容易流鼻血，还有的人表现为皮肤红红的，这都是血热造成的。血热的人，肝火很旺，情绪非常的不稳定，很容易烦躁、发脾气。实际上，大部分的血热都是肝血热。调理这种血热，关键就是要调肝。调好了肝脏，也就解决了血热的问题了。马齿苋就有很好的养肝凉血的作用，非常适合血热之人食用。除此之外，马齿苋还可以预防少白头，还可以明目等。

马齿苋粥

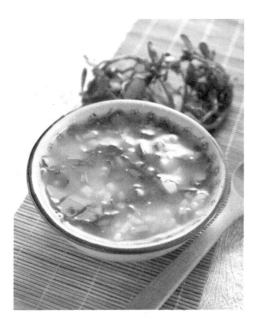

原料
鲜马齿苋150克，粳米100克，食盐适量。

做法
1 将马齿苋洗净，沥干水分；粳米淘洗干净备用。

2 粳米放进电饭锅中，加入适量清水，熬煮45分钟。

3 放适量食盐，继续熬煮10分钟。

4 出锅前放入马齿苋搅拌均匀，盛出后晾温凉了即可食用。

三款花草茶，击退面部顽固色斑

我们平时在很多女性脸上看到的比较顽固的斑主要有雀斑、黄褐斑，还有老年斑。人脸上长斑点的原因有很多种，比如说压力大，当长时间受到压力时，就会分泌肾上腺素，为对付压力而做出准备。如果长期受到压力的影响，人体的新陈代谢的平衡就会遭到破坏，于是皮肤所需的营养供应就会慢慢地趋于缓慢，这种情况下，色素母细胞就会变得非常活跃起来，于是色斑就逐渐地形成了，而且还常常是形成于脸部，很让人烦恼。除了这点还有电脑的辐射，电脑荧光屏表面存在着大量的静电，其集聚的灰尘可以转射到脸部以及手的皮肤裸露处，这样的情况持续的时间久了，人就容易发生斑疹、色素沉着，严重者甚至会引起皮肤病变等情况。

实际上，皮肤上长斑是身体内部的问题直接反映到了皮肤的表面。比如说，黄褐斑的病根就在于肝脏以及肾脏，肝肾如果出现了问题，就会造成体内的气滞血瘀，于是血瘀的情况最终就会使毒素堆积在了脸上，形成了我们常见的、深恶痛绝的斑。所以想要有效地祛斑，还是要进行内调，先调理好肝脏，解决血瘀的问题，这才是祛除斑点的根本所在。

晒后雀斑加重，喝蜂蜜柠檬水

有雀斑的人，虽然说并不能说明身体有什么健康问题，但是往往也都会有些肺热的症状。所以，想要祛除雀斑，就要注意清肺热。夏天被阳光晒过之后，回到家中可以喝些蜂蜜柠檬水，不仅能有效地清除肺热，还可以有效地防止雀斑加重。需要注意的是，喝完柠檬水之后，最好不要再走到太阳底下暴晒，否则会有反作用。

蜂蜜柠檬水

原料

新鲜柠檬1个，蜂蜜水适量。

做法

①柠檬洗净、切片。

②将柠檬切成片放在茶杯中，再放一勺蜂蜜，加一杯温水搅匀即可。

健康小贴士

蜂蜜柠檬水，最好下午或是晚上喝。柠檬含有光敏物质，喝了柠檬水马上晒太阳，会产生光敏反应。

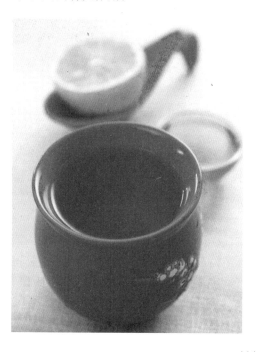

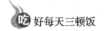

气滞型的黄褐斑喝橘叶柠檬糖水

大多数人一开始长黄褐斑，往往都是从气滞型开始发展起来的。针对这种类型的斑，我们可以饮用橘叶柠檬糖水来进行补救。用新鲜的柠檬是最好的选择，没有新鲜柠檬的话，也可以用干柠檬片来代替。如果是新鲜的柠檬，就不要煮了，但是要先煮一下橘叶。如果是干柠檬，就把橘叶和它一起来煮。

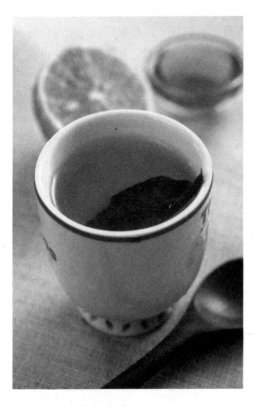

橘叶蜂蜜糖水

原料

橘叶10克，柠檬片2片，红糖适量。

做法 ➞

① 取一把橘叶洗净，放在茶杯中煮开后用小火煮10分钟。

② 将煮好的橘叶连着汤倒入茶杯中，同时也把柠檬片（新鲜柠檬片）一起放到茶杯中。

③ 加盖闷泡10分钟左右，放入适量红糖搅拌均匀即可饮用。

健康小贴士

常感到胸闷、爱叹气，并且发现脸上总是时不时长出斑点的人，适合喝这个茶。但是气虚的人不要喝，也不能当成美白的茶来喝。

血瘀型的黄褐斑，喝山楂甘草茶

血瘀型的黄褐斑是从气滞型的黄褐斑发展过来的，到了这个程度的时候，那些斑的颜色逐渐地变深了，就像铁锈的颜色一样，非常影响美观，也尤为让人苦恼。而且这些闹人的斑点还会逐渐长得更多。这种有血瘀型黄褐斑的女性，血一般都是瘀在子宫了。如果女性脸上长了许多深色的，像铁锈一样的斑的话，那么她的子宫、卵巢，一般都有一些问题。很有可能是年轻的时候，子宫、卵巢有过炎症，没有充分愈合，留下了一些后遗症，于是慢慢地就会反映到脸上。针对血瘀型的黄褐斑，可以喝山楂甘草茶来进行调理。这道茶可以活血化瘀，而且，它更好的作用是调理身体，增强女性身体的抵抗力。老年斑的产生也是由于老年人气血比较虚弱造成的，病源也是肝肾的问题。所以，喝山楂甘草茶也有一定的调节效果。

山楂甘草茶

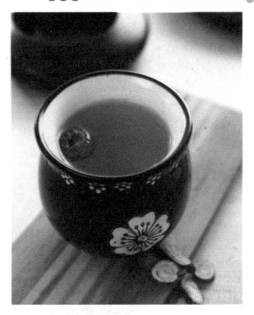

原料

山楂 30 克，甘草 6 克。

做法

1. 将山楂和甘草放在砂锅中，加入适量冷水。
2. 开大火煮 5 分钟左右，盛出凉凉即可饮用。

健康小贴士

泡这个茶的时候要用甘草，山楂是消积食的，甘草是补气的，又是润肺的。两者放在一起可以很好地活血化瘀去痰，是一对比较好的搭档。

❀ 常见小病，食物是最好的药 ❀

严重便秘，请喝桃花茶

桃花性味苦平，具有泻下通便，利水消肿的良好功效。常被用于水肿、腹水、便秘等症状的治疗以及调理。桃花对于治疗和缓解大小便不通都有十分神奇的功效。对于顽固的习惯性便秘，以及那种大便干燥、严重到排便呈羊粪状的便秘症状，桃花都能够发挥出有效作用。

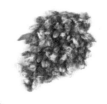

桃花

桃花有一个美容的作用，就是祛斑。桃花中有些成分可以有效地扩张血管，疏通脉络，润泽肌肤，有效地改善血液循环，促进皮肤营养以及氧供给。并能够促进人体衰老的脂褐质素加快排泄，防止黑色素在皮肤内的慢性沉积，从而能有效地预防黄褐斑、雀斑以及黑斑的生成。桃花中富含植物蛋白以及呈游离状态的氨基酸，非常容易被皮肤充分吸收，对于防治皮肤干燥、粗糙以及皱纹的生成等问题卓有成效。此外，桃花还可以增强皮肤的抗病能力，从而来有效地防治各种皮肤病，如脂溢性皮炎、化脓性皮炎、坏血病等，对皮肤长期保持健康大有裨益。

玫瑰是理血的，桃花则是破血的，而且作用很强。桃花之所以能通便秘就是因为它有破血的作用。人的大小便是帮助身体进行排毒的，尤其是当血里边有毒时，就更要利用大便排出去了。如果长期严重便秘，就会严重地影响到我们的健康，那么就请尽快饮用一些桃花茶，会有很不错的通畅效果。

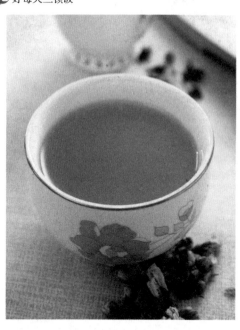

桃花茶

原料

桃花5克，冰糖适量。

做法

❶将桃花洗净，放在茶壶或茶杯中。

❷冲入沸水，加盖闷泡1分钟左右，加入适量冰糖，等冰糖溶化后，搅拌均匀即可饮用。

温馨提示

《本草纲目》中记载：桃花，性走泄下降，利大肠，若久服，即耗人阴血，损元气，所以我们说，桃花不适合长期大量饮用，否则容易损害阴血元气，所以，要注意适量。

小便不正常，请用保肾食疗方

小便不正常的情况有很多种，比如说尿液深黄、赤红，尿频，还伴有小便疼痛、烧灼、尿不尽等情况等，这就有可能是膀胱系统出现了炎症。如果出现这种情况的话，千万不能忽略，不能掉以轻心，当成小事不管不顾，也不能随便在门诊自行买药草草解决。要赶紧去医院检查一下是否得了膀胱

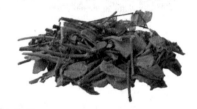

金钱草

系统的疾病，比如肾盂肾炎、膀胱结石、尿道结石等。如果真的不幸患上了这些疾病，那么就要去正规医院求治。除此之外，还可以自己在家里喝点儿鱼腥草水来进行调理辅助治疗，鱼腥草有很好的消炎作用，但是不能作为主要的治疗手段。

如果检查出体内有结石的话，在接受治疗的同时，可以饮用金钱草茶。金钱草有清利湿热、通淋、消肿的良好功效。金钱草的醇不溶物中的多糖成分对尿路结石的主要成分——水草酸钙的结晶有很好的抑制作用，而且抑制作用还会随着浓度的增加而增加。此外，金钱草还可以使血液、尿液趋于偏酸性，使在碱性环境中才能存在的结石得到溶解，有效地减慢草酸钙的生长速率，减少晶体聚集的程度，从而有利于治疗结石。金钱草不仅可以消减膀胱系统当中的结石，对于治疗胆汁结石也有比较好的疗效。

金钱草以单味浓煎代茶饮服，也可以和郁金一起配合，效果会更佳。尤其擅长治疗石淋病症。或者还可以与海金沙、鸡内金等一起服用。此外，与茵陈、栀子同用，可用于治疗湿热黄疸；与茵陈、黄芩、木香等同用，用于现代治疗胆石；用鲜金钱草捣汁饮服，以渣外敷局部可有效缓解疔疮肿毒，蛇虫咬伤及烫伤等证。

金钱草茶

原料

金钱草 20 克，郁金 12 克，蜂蜜适量。

做法

❶ 将金钱草、郁金洗净后一起放入锅内，加水适量，煎煮取汁。

❷ 放置温凉后，饮用前加入蜂蜜，搅匀代茶饮用即可。

功效

此茶利水通淋，清热解毒，散瘀消肿。主治肝胆及泌尿系结石，热淋，肾炎水肿，湿热黄疸，疮毒痈肿，毒蛇咬伤，跌打损伤。

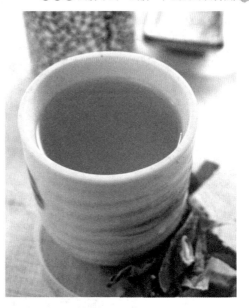

止咳的六道汤汤水水

很多人都曾经或现在正被咳嗽困扰着，而引起咳嗽的原因往往比较复杂，涉及五脏六腑，不光是肺的问题，哪一个脏腑有问题，都有可能引起咳嗽。咳嗽算得上是呼吸系统疾病中最常见的症状之一。咳嗽是人体在清除呼吸道中的分泌物或者是异物的时候，所做出的保护性反射动作，通过咳嗽产生呼气性冲击动作，可以把呼吸道当中的异物或者是分泌物及时排出体外。不过，如果是长期剧烈咳嗽，有可能会导致呼吸道出血的现象。所以，患上咳嗽的时候，一定不能轻视。

造成咳嗽的原因有很多，而最常见的为呼吸系统方面的疾病，基本上可以说，所有呼吸系统的疾病都会出现咳嗽的症状。像急慢性咽喉炎，常常表现为刺激性干咳，严重的情况下还伴有声音嘶哑的症状。此外还有支气管炎、急性气管炎等，主要表现为非持续性单发或阵发性的咳嗽。同时，我们比较多见的，还有慢性支气管炎所引起的咳嗽，这种咳嗽一般都是在冬季发作比较频繁，持续的时间也比较长。

另外，还有支气管扩张而引起的反复咳嗽咯血、肺脓肿造成的咳嗽、肺结核无力型咳嗽、大叶性肺炎咳嗽、职业性尘肺慢性咳嗽等。引起咳嗽的原因和症状可谓层出不穷。而我们最常见的百日咳，还有反复发作的特点，比较难缠。

而除了我们所讲到的呼吸系统疾病所引起的咳嗽之外，别的系统出现病变也有可能引起咳嗽。比如急性肺水肿就会有咳嗽症状，并且还会伴有粉红色泡沫痰。慢性左心功能不全也会伴有慢性咳嗽的症状，往往都是在平卧或活动后咳嗽的情况会更加严重。

治疗咳嗽的办法有很多种，中医西医都有很不错的办法，其中食疗还是我们提倡的最佳方法。而食疗的关键，也在于要对症治疗，那么，下面我们就分情况推荐几道治疗咳嗽的汤汤水水。

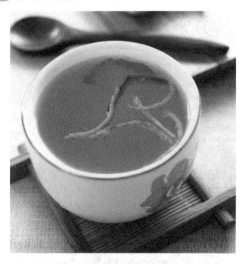

陈皮姜水

原料

陈皮 10 克，姜片 3 片。

做法

①将陈皮、姜片洗净，放在砂锅中，加入适量清水。

②开大火煮开后续煮 10 分钟，滤渣取汁即可。

功效

陈皮能化痰，散寒，生姜有祛寒的作用，所以这款茶饮可以治疗风寒咳嗽。

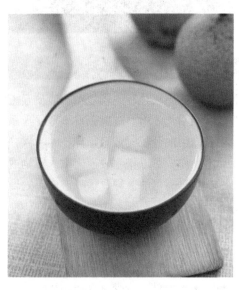

梨皮白萝卜水

原料

梨皮 10 克，白萝卜 20 克。

做法

①梨皮洗净，放在砂锅中，加入适量清水，煮一会儿后滤渣取汁，倒入茶杯中。

②将白萝卜切成小块，放在茶杯中，加盖闷泡10 分钟后即可饮用。

功效

萝卜和梨皮都有祛风热的功效，所以这款茶饮治疗风热咳嗽效果很好。

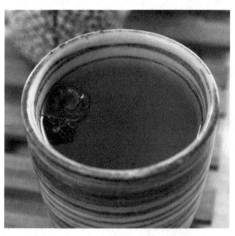

山楂水

原料

山楂片 10 克。

做法

①山楂片洗净，放在砂锅中，加入适量清水。

②开火煮一会后滤渣取汁，倒入茶杯中即可饮用。

功效

山楂有很好的健胃消食的作用，所以这款茶饮适合治疗小儿积食引起的咳嗽。

鱼腥草梨皮水

原料
梨皮 10 克,鱼腥草 10 克。

做法
1. 梨皮、鱼腥草洗净,放在砂锅中,加入适量清水。
2. 开大火煮开后续煮 10 分钟,滤渣取汁即可。

功效
鱼腥草有很好的消炎作用;梨皮可以清肺,所以这款茶饮可以治疗炎症引起的咳嗽。

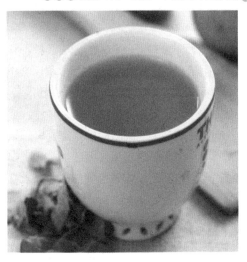

罗汉果水

原料
罗汉果一个。

做法
1. 将罗汉果掰成小瓣,连皮和核一起放在砂锅中,加入适量清水。
2. 煮开后续煮 20 分钟,滤渣取汁即可。

功效
此茶可治疗咽炎引起的咳嗽,罗汉果连核一起煮,还可补肾气,从根本上调理咳嗽问题。

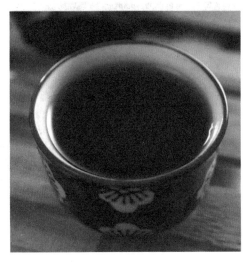

陈皮橘络茶

原料
橘络 3 克,陈皮 12 克。

做法
1. 将橘络和陈皮洗净,放进茶杯中。
2. 冲入适量沸水,加盖闷泡 10 分钟即可饮用。

功效
这款茶饮可以治疗因寒痰引起的咳嗽。陈皮有化痰止咳的作用,橘络有通经络的作用,能疏通体内最细小的脉络里边的瘀阻。

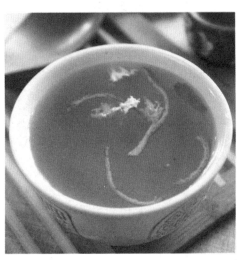

五种美食，养心安神调失眠

睡眠质量对于一个人的健康和精神状态来说是非常重要的。睡眠质量差的人经常会被多梦困扰，睡眠不实，梦绕纷乱，醒后会出现头昏脑涨、神疲乏力的症状。严重者面色枯黄，精神不振，会直接也影响工作效率和生活状态。而且，长期失眠还容易造成心烦意乱、疲乏无力的现象，甚至会出现头痛、多汗、记忆力减退等情况。而想要解决睡眠问题，首先要做的就是清楚影响失眠的根源在哪里。只有找到原因并且对症解决，才能够卓有成效地解决问题，提高睡眠质量，保证生活和工作的品质。其实，失眠并不是很神秘的事情，归根到底是心的问题，如果各种各样的因素打扰了心神，使得心神没法安定下来，那么就会出现失眠的现象了，所以，调理睡眠问题的基本原则，就是要调理好心脏的功能。

一般来讲，干扰心神的因素主要有四种，痰湿、肝火、阴虚、血虚，下面就针对这几种情况来介绍几种美食。

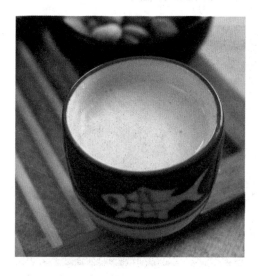

杏仁汁

原料

甜杏仁 20 克。

做法 ➞

①甜杏仁泡软，加上水，放进料理机里打成汁。

②将打好的杏仁汁放在锅中煮开即可饮用。

功效

痰湿型失眠主要表现为，失眠的同时感到胸闷、胃胀、痰多，而杏仁有止咳化痰的作用，所以这款茶饮对痰湿型失眠有很好的疗效。

玫瑰柠檬茶

原料

玫瑰花 10 朵，柠檬片 2 片，蜂蜜适量。

做法 ➞

①将玫瑰花放在茶杯中，冲入沸水泡 5 分钟。

②待水温的时候，将柠檬片放在水里，然后加入适量蜂蜜即可。

功效

这款茶饮可以疏解肝气，防止肝气郁积变成的火气，从而可以防治肝火型失眠。

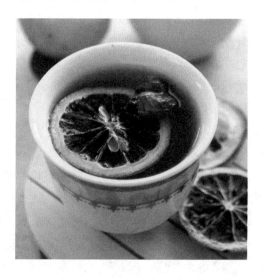

小麦糯米糊

原料

小麦 15 克，糯米 15 克。

做法

❶ 将小麦和糯米打成粉，然后混合在一起，加点儿温水搅匀。

❷ 锅内加水，水烧开后将小麦和糯米糊倒进锅里，用筷子快速搅拌，煮开即可。

功效

小麦是养心安神的，糯米是补肾气的，两者放在一起，既可以补阴又能够补气，经常喝的话，肾阴就得到了很好的滋养，心火自然就降了下来，比较适合阴虚火旺型失眠患者。

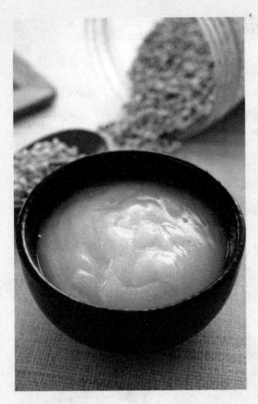

桂圆莲子茶

原料

桂圆 20 克，莲子 10 克，蜂蜜适量。

做法

❶ 将整个桂圆和莲子一起放进锅中，加入适当冷水。

❷ 开大火将水烧开后转为小火继续煮 30 分钟左右，滤渣取汁代茶饮。

功效

桂圆是补心血的，莲子是补心气的，两者放在一起，起到了补血养心的作用，比较适合睡觉轻的人饮用，还十分适合血虚、体质弱的人饮用。但是火大，内热重，便秘的人不适宜多喝。

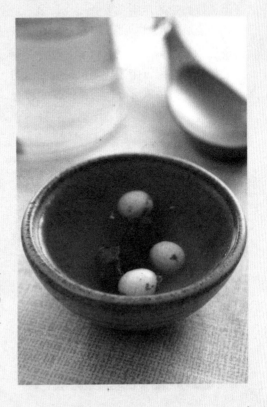

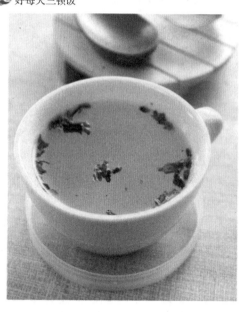

薄荷薰衣草茶

原料

薰衣草 15 克，薄荷叶 10 克，蜂蜜适量。

做法 →

① 将薰衣草、薄荷叶放在茶杯中。

② 冲入适量沸水，加盖闷泡 5 分钟左右，待水温时加入蜂蜜即可饮用。

功效

这款茶饮可以有效地安定我们紧张的情绪，可治疗头痛、晕眩及腹痛，对失眠、心律不齐等症也有预防作用，偶尔兴奋失眠的人可以泡上一杯，对睡眠有很大的好处。

香菜炒鹅蛋预防中风养五脏

香菜

香菜炒鹅蛋，这是一款药用功能非常强的偏方菜，香菜在这道菜当中的作用主要有三点，第一点就是宽心阳，也就是改善心脏的供血功能，有疏通心血管，防止血管产生瘀阻的良好作用；第二点是祛风邪，能防止病毒、风寒等影响我们的心肺功能；第三点是与鹅蛋的配伍作用。鹅蛋是偏油性的，香菜可以在一定程度上解油腻、助消化。鹅蛋能够补气，香菜可以通气，这样的组合，在食物进入我们身体中后，就能做到补而不滞了，对于那些消化功能不强，总得小心翼翼进食的人来说，也可以放心的吃了，所以说鹅蛋和香菜是一对非常好的搭档。

香菜炒鹅蛋

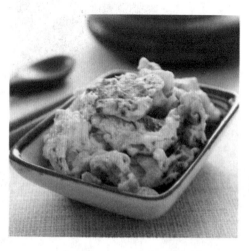

原料

老香菜（带根）100 克，鹅蛋 2 只。

做法 →

① 将 2 只鹅蛋打入碗中，加少许盐，几滴白酒，搅拌均匀。

② 将香菜洗干净，切成碎末，放入蛋液里，拌匀，然后下锅炒熟就可以出锅享用了。

第七章

吃好三餐，
预防疾病身体好

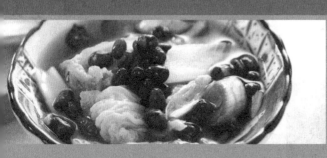
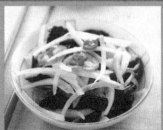
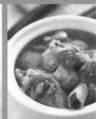

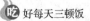

❀ 低钠三餐，预防高血压 ❀

预防高血压需合理分配三餐热量

　　合理分配三餐的热量，是有效预防高血压的良好途径，据营养学家研究，一日三餐热量的最合理分配方案是：早餐占全天总热量的30%~40%；午餐占40%~50%；晚餐占20%~30%。很多人喜欢将正餐安排在晚上，很多聚会酒席也大多都安排为晚餐，实际

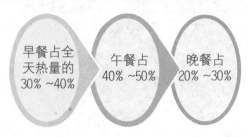

早餐占全天热量的30%~40%　　午餐占40%~50%　　晚餐占20%~30%

上，我们的晚餐应该少而清淡，晚上进食过量油腻的食物会诱发中风。此外，在三餐当中，我们的食用油要用含维生素 E 以及亚油酸的素油，最好少吃甜食，多吃一些高纤维的素食，如笋、青菜、大白菜、冬瓜、番茄、茄子、豆芽、海蜇、海带、洋葱等，以及少量鱼、虾、禽肉、脱脂奶粉、蛋清，等等。

　　我们的饮食安排要有合理而健康的方式，才能保证身体舒适，保证正常的生活节奏和较高的工作效率，而最合适的安排就是少食多餐，避免一次性吃的过饱。在安排好三餐的分量之外还要控制好食盐的摄入量。食盐摄入过多会引起体内水钠潴留而增高血压，最好每日食盐摄入量不要超过 6 克。

　　预防高血压与微量元素的摄入关系也很密切。每天我们人体需要 B 族维生素、维生素 C 以及其他的多种营养素，我们可以通过多吃一些新鲜的蔬菜及水果来满足。所以三餐当中要适当地多吃一些新鲜的蔬菜、水果以及富含粗纤维的食物。一般人要尽量保证自己每天能够食用新鲜蔬菜 400~500 克，应多选择一些营养丰富的深色蔬菜以及绿叶蔬菜。水果适宜吃 100~200 克，以增加膳食中有益于心血管健康的维生素 C、胡萝卜素、膳食纤维、钾等营养素的摄入。

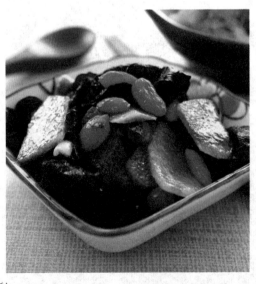

枸杞木耳炒山药

原料

山药 200 克，荷兰豆 50 克，干黑木耳 10 克，枸杞 10 克，盐、油各适量。

做法 →

①黑木耳用冷水泡发后洗净，撕成小朵。

②荷兰豆撕去两边的筋洗净，枸杞泡发洗净；山药洗净去皮切片备用。

③炒锅加油烧热，放入山药和木耳翻炒。

④然后放入荷兰豆，加适量清水翻炒 2 分钟，最后加盐和枸杞炒匀即可。

高血压患者的可用食物

饮食不合理是引起高血压的重要原因，所以高血压患者如果想要控制好自己的血压，预防血压再次升高，可以通过合理膳食来预防。高血压患者的饮食应该清淡少盐、要多吃一些蔬菜、水果以及奶类还有豆类食品。一定要记住高血压患者的饮食宜素不宜荤，如果是全素食的话，对身体健康更好一些，不过也要偶尔适当摄入一些脂肪食品，来达到营养的平衡。那么高血压患者的饮食，具体需要注意些什么问题呢，哪些食物是可以放心食用的，哪些是不能吃或者不能常吃多吃的呢？我们一起来看一下高血压患者的饮食需要注意些什么：

（1）减少动物脂肪的摄取，少吃蛋黄、肥肉、动物内脏、鱼子及带鱼等胆固醇含量高的食物，要常吃新鲜的水果、蔬菜，多摄入不饱和脂肪。

（2）低钾、低钙、低镁也是高血压发病因素之一，因此，要控制好血压，就得注意不能使身体中的这些元素缺失。所以高血压患者一定要多吃一些含钾的食物，因为钾可以对抗钠在我们身体中所产生的不利影响，有助于患者降低自己的血压。同时还要保证钙的补充。因为，在钙量充足的情况下，身体中尿钠的排泄就能够加速，这样，就可以减少钠对高血压患者的不利影响了，有助于降低高血压患者的血压。充足的钙能够保护高血压患者体内的钾，能够在短时间内有效地促进患者血压的降低。

（3）饮食清淡，有利于降低血压。少油少盐，要在三餐当中多吃豆类、胡萝卜、芹菜、海带、紫菜、冬瓜、白木耳、食用菌、花生、芝麻、核桃、香蕉等清淡低胆固醇和无胆固醇的食物，而主动少食蛋黄、奶油、猪肝、猪脑等高脂肪、高胆固醇的食品。

温馨提示

一定要控制好油盐味精的用量，越清淡越好。只有主动远离高盐高油的饮食习惯，才能够从根本上控制好血压。

芹菜粥

原料

粳米 100 克，芹菜 150 克，香油、盐、味精各适量。

做法

❶ 芹菜连根洗净、切段备用。

❷ 粳米洗净，入锅加清水，大火烧开后，小火慢熬至粥将熟。

❸ 再将芹菜段放入，继续熬至菜熟粥烂，加适量香油少量盐和味精，调匀即可。

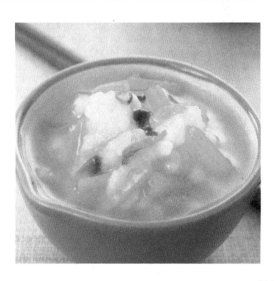

高血压患者需多食鱼

有些高血压患者很爱吃鱼，但又认为吃鱼对高血压不利而拒绝吃鱼，那么到底高血压患者应不应该吃鱼呢？日本科学家研究指出："高血压患者应在少吃盐的同时多吃鱼，这样会降低因高血压而致卒中的概率。"血管壁释放的一种被称作前列环素的物质，是一种强烈的血管扩张因子，能使血管四周肌肉松弛，迫使血管扩张、血压下降并能防止血栓形成；而血液中与血小板相关的另一种前列腺素，称血体素 A2 是一种强烈的血管收缩因子，并能促进血小板聚集和诱发血栓形成。

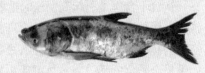

胖头鱼

从生理角度上讲，两者的平衡被破坏，血压就会随之升高，并促使动脉硬化。而这两种物质是以血管壁细胞和血小板中所含的脂肪酸为原料制成的。多吃鱼的人体内起收缩血管作用的血体素 A 明显减少，血液的凝固性也随之降低。

有关资料也表明，山区居民的高血压发病率明显比生活在渔村地区的居民高血压和卒中的发病率明显高。研究人员认为，渔民们大量摄入鱼类蛋白质，会使血管变得结实而富有弹性，因而不易破裂。同时，鱼类含钙、钾丰富，这对防治高血压无疑也是大有裨益的。

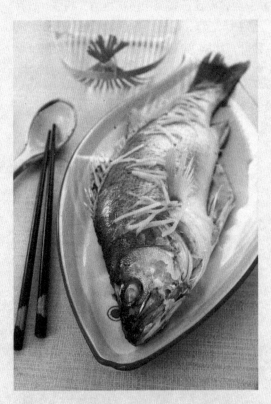

清蒸鲈鱼

原料

鲈鱼350克，盐、胡椒粉、葱、姜、食用油、蒸鱼豉油各适量。

做法 ⟶

❶ 将鱼去掉鳞和内脏后鱼身抹盐和胡椒粉。

❷ 姜洗净一部分切片，一部分切丝，葱洗净切段备用。

❸ 将鱼身两面横切几刀，塞上姜片。葱段塞鱼肚子里，姜丝放鱼身上。

❹ 上开水锅中蒸六分钟关火，虚蒸五分钟，取出后撒葱花。

❺ 取适量食用油烧热，浇在鱼身上，淋上蒸鱼豉油即可。

吃苹果可预防高血压

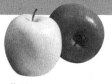

苹果

苹果是我们最常见的水果之一，具有很好地预防高血压的作用，可以称得上是高血压患者的良友了。苹果当中富含钾，能有效地预防高血压的发生。在美国的佛蒙特州，曾经以心脏病患和风湿病患多而闻名。但是，自从这里推广了以苹果醋加蜂蜜，再以热开水稀释后饮用的方法之后，便大大改善了人们患心脏病的概率。在国外的一些烹饪学校的营养师甚至建议高血压患者，一天至少吃 3 个苹果，能够帮助患者有效地排出摄取过量的钠离子，从而改善高血压病的症状。

有人实验发现，经常吃苹果的人当中，有 50% 以上的人，其胆固醇含量比不吃苹果的人低 10%。所以，平时要多吃苹果，对身体好处多多，尤其是高血压患者，更应该适当的多吃一些。

苹果还具有通便以及止泻的双重功效与作用，苹果中所含的纤维素能使大肠内的粪便变软；苹果中丰富的有机酸，可刺激胃肠蠕动，促使大便通畅。另一方面，苹果中含有果胶，能够很好地抑制肠道不正常的蠕动，使消化活动减慢，从而能抑制轻度腹泻症状。

搭配宜忌

✔ 苹果适宜和银耳搭配，可以润肺止咳；也适宜和香蕉搭配，可以防止铅中毒；苹果和绿茶搭配，可以防癌，抗老化。苹果适合与牛奶以及清淡的鱼肉还有洋葱进行搭配，对患者的身体有着多重的养护功效。

✘ 苹果与胡萝卜同食，易产生诱发甲状腺肿的物质，所以不可以同吃。

适宜人群

一般人皆适宜，很适合婴幼儿、老年人和病人食用，但是白细胞减少症的病人、前列腺肥大的病人均不宜生吃苹果，以免使症状加重或影响治疗结果。

苹果蜂蜜醋

原料

苹果 500 克，蜂蜜适量，米醋 1200 毫升。

做法

① 苹果洗净、切片，放入玻璃容器中，加入米醋，密封浸泡 7 日即可开盖饮用。

② 用开水稀释饮用，待水温之后调入蜂蜜即可，每日 2 次，每次 30 毫升。

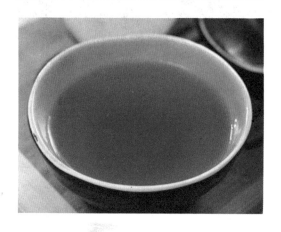

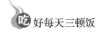

好每天三顿饭

温馨提示

除苹果之外，还有很多水果适合高血压患者食用，比如，山楂可以帮助高血压患者扩张血管、降低血压，西瓜有助于患者预防前期高血压，红枣可以软化血管、降低血压，橘子、柚子、柿子等也都是非常不错的降压和预防高血压的水果，高血压患者可适当选择。

洋葱——预防高血压的使者

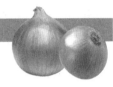

洋葱

洋葱是我们日常生活中常见的一种食材，洋葱既可以当作普通蔬菜食用，也具有很高的药用价值，洋葱在欧美被誉为"菜皇后"，洋葱不但可以有效地预防高血压，同时还有降压的作用。

洋葱中的前列腺素A，具有扩张外周动脉，降低外周血管阻力的效果，从而可以起到降低血压的作用。另外，它不仅可以增加尿量，促使钠的排泄，还能够降低冠状动脉的阻力，增加血流量，预防冠心病。

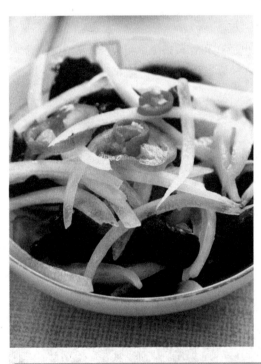

洋葱拌木耳

原料

洋葱50克，干木耳50克，柿子椒10克，红椒、食盐、醋、花椒、辣椒、生抽、植物油各适量。

做法

1 将洋葱、青红椒洗净切丝。

2 木耳用冷水泡30分钟左右，然后过滚水焯一下。

3 锅内放油，锅烧热，将干辣椒和花椒一同放入锅中，炒至出椒香味。

4 把木耳、洋葱、青红椒放在盘中，加入食盐、醋、生抽等调料，然后倒入煸香的油，搅拌均匀即可饮用。

温馨提示

在切洋葱前，将菜刀在冷水中泡一会儿，就可以有效避免流泪了。还有一种办法是，把洋葱对半切开后，在凉水中浸泡一下再切，就能够避免流泪了。

高血压患者需多补钾

钾是人体不可或缺的微量元素，同时钾还是高血压患者的福星，多补钾可以降低高血压的发病率。

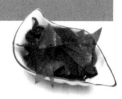

海带

临床观察表明，氯化钾可使血压呈规律性下降，而氯化钠则可使之上升。一些日本居民尽管膳食中钠盐含量很高，但由于在三餐当中同时吃进了大量的钾，因而高血压的发病率也未见增高。海带是我们常见的一种含钾非常丰富的食物，高血压患者的三餐中多食一些海带，有助于控制和降低血压。

海带豆腐汤

原料

海带 100 克，豆腐 300 克，香菇 30 克，高汤、蒜苗、盐、胡椒粉、料酒、鸡精、香油适量。

做法

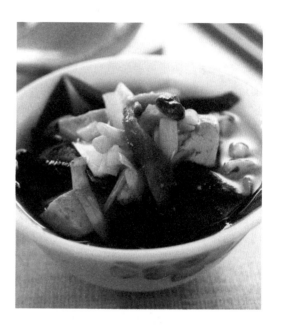

① 海带、香菇洗净用开水焯 2 分钟备用。

② 爆香葱姜末，放入海带和香菇翻炒一下，倒入砂锅，加水煮开，加入料酒，煮 10 分钟后加豆腐。

③ 炖煮 5 分钟后加一点儿盐，胡椒粉，鸡精调味。最后撒一些蒜苗关火。

高血压患者的四季饮食法

春季饮食如何管好血压

初春季节，乍暖还寒，不时袭来的冷空气很容易刺激到我们的血管，导致我们全身的血管收缩，从而就非常容易引起血压的突然升高。对于已患高血压的患者来说，更是能够非常明显地感受到自己血压的变化。所以，在这一时期，高血压患者适合进食一些性质偏于温热的食物，来缓解血压对外界气温的敏感度，这对于有效控制血压是非常有必要的。高血压患者在春季的日常饮食中，要首选谷类作为自己的主食，要多吃一些高粱、糯米、黑米等杂粮，同时也可以补充一些乳制品、豆制品以及鱼肉、鸡肉，等等。初春的水果蔬菜比较少，高血压患者的食材中没有足够丰富的果蔬，容易出现维生素 C 缺乏症，这个时候，高血压患者可以适当地多吃一些胡萝卜、洋葱、芹菜、青椒等，来为身体补充所需的营养。

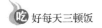

夏季饮食如何控制血压

夏天气温高,酷暑难耐,高血压患者适合在自己的饮食中增加一些偏于寒凉的食物,来消暑解热,帮助自己抑制血压的升高。在主食的选择上,可多吃一些大麦、小米类的食物,同时要多吃水果,如西瓜等寒凉食物,但是一定不能吃太多的冷藏食品,同时要自觉远离煎炒、油炸类食物。由于夏季气温高,我们出汗较多,所以体内流失的水分也比较多,极易影响到脾胃的消化功能,所以多吃一些稀食也是高血压患者夏季饮食养生的重要方法。夏季的食材比较丰富,像豆腐、木耳、冬瓜、西红柿、绿豆等都是高血压患者不错的选择。而辣椒、肉桂等辛热的食品,高血压患者就一定要远离了。

高血压患者的秋季饮食

初秋的时候,高血压患者的饮食以滋阴润燥为标准,而到了深秋则要以祛寒滋润为主。在秋季高血压患者要适当增加一些富含蛋白质以及热量较高的食物。吃粥依然是高血压患者饮食调理的主要方法,除了梨子粥、百合粥等外,在秋季高血压患者可以适当增加一些栗子粥、银耳粥、瘦肉粥、桂花莲子粥、红枣粥等,来帮助补充蛋白质和其他多种营养素的消耗。在秋季高血压患者还应该多进食一些温性的水果和蔬菜,比如荔枝、乌梅、南瓜、香菜、葱、姜等。

高血压患者冬季科学饮食

冬天是高血压患者发病率最高的季节,由于天气寒冷,患者的血管受到冷空气的刺激后就会收缩,使得血管的阻力增大,于是血压就会升高。患者在冬季除了要高度重视防寒保暖之外,营养配餐也是相当重要的。在冬季烹调肉类食物时,可以适当加入一些辣椒、花椒等辛热之品,来增加饭菜温热的功效。不过,虽然说冬季是传统的进补佳季,但是,高血压患者以及脑动脉硬化的患者,是不适合借用人参、鹿茸之类

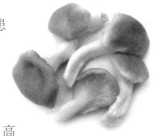

蘑菇

的补品来补养身体的,也不可以用附子、肉桂等热药去炖鸡煨肉。这些材料虽然也具有十分不错的御寒功效,但同时也会引起血压的升高。高血压患者在冬季应该选用既能御寒,又能补钙降压的食物,像大豆制品、蘑菇、黄花菜、芹菜、海带、虾皮、海米、芝麻酱等都是不错的选择。冬季最为多见的蔬菜有白菜、萝卜、芹菜、菠菜等,高血压患者可以根据自己的食谱和饮食喜好来选择。

高血压患者四季食物表

季节	食物种类	代表食物
春季	偏于温热性质的食物	杂粮、乳制品、豆制品、蔬菜

季节	食物种类	代表食物
夏季	寒凉食物	大麦、小米、西瓜、蛋、奶、瘦肉
秋季	滋阴润燥驱寒	粥、荔枝、南瓜、瘦肉等
冬季	湿热性食物	蘑菇、海带、白菜、五谷

红豆白菜汤 健脾益胃，抑制血压

原料

白菜 200 克，红豆 30 克，大葱、姜、盐、植物油适量。

做法

1. 将红豆在温水中浸泡 1.5 小时左右；白菜洗净后切成 6 厘米长的段；姜切成片，葱切成段。
2. 锅内放油，大火烧至六成热，爆香葱姜。
3. 红豆煮 40 分钟左右。
4. 放入白菜煮至断生，加盐即可出锅，放置温凉后食用即可。

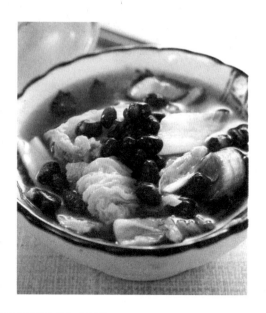

温馨提示

　　红豆属于红色食品，而红色的食物中所含的大量矿物质可以帮助高血压患者维持生理系统的平衡。红色食物主要有猪肉、牛肉、红辣椒、胡萝卜、茄子、山楂、番茄、红苹果、红枣、西瓜、樱桃、李子、红米、红豆、紫山药、红薯等，高血压患者要在饮食清淡的原则之下适当摄取这些食物，来增强自己的造血功能和维持身体机能的平衡。

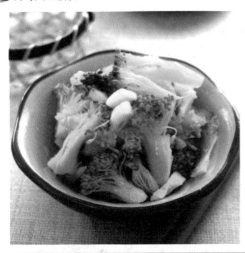

清炒西蓝花
健脑壮骨，
平缓血压

原料

西蓝花 500 克，大蒜 5 瓣，油、食盐、鸡精、蚝油各适量。

做法

①西蓝花洗净、手掰成小朵备用；大蒜切片。

②锅内倒入油烧热，倒入西蓝花迅速翻炒。

③将西蓝花炒至 5 成熟，放入大蒜和盐，鸡精、蚝油一起翻炒入味就可以。

温馨提示

西蓝花属于绿色食物，绿色的蔬菜中含有大量的膳食纤维，这些膳食纤维可以有效地调整糖类和脂类的代谢，可以结合胆酸，避免其合成胆固醇，沉积在血管壁上引起血压的升高。我们常见的绿色食物主要有香瓜、苦瓜、黄瓜、空心菜、韭菜、青椒、茼蒿、青豆、西蓝花等。

海带山药粥
降压降脂，
瘦身健美

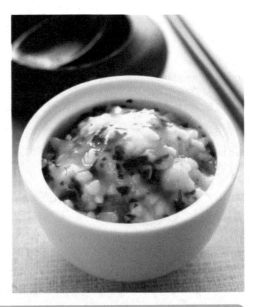

原料

水发海带 300 克，山药 100 克，粳米 50 克。

做法

①山药去皮洗净，切成碎末。

②海带洗净放入清水锅中，用文火煮至熟烂，捞出，切成碎末。

③再将淘洗干净的粳米放入砂锅内，加清水适量。

④先用旺火将锅内水烧开，再改用文火煮，待粥快熟时，加入山药末、海带末，煮沸即可。

温馨提示

海带属于黑色食物，既能够充分地养护患者的骨骼以及生殖功能，还能提高高血压患者身体的抵抗力。常见的黑色食物还有皮蛋、豆豉、酱油、黑米、黑豆、黑芝麻、黑木耳、香菇、海带、海苔、黑枣、乌梅等。

❀ 少糖三餐，预防糖尿病 ❀

清淡少糖——预防糖尿病的最佳饮食习惯

　　糖尿病的发生很大程度上是由于人们饮食上的不良习惯。糖尿病的预防也主要以饮食为主，合理的饮食搭配，能有效预防糖尿病和缓解糖尿病症状。

　　人们要想远离糖尿病，必须建立合理的膳食结构，养成最佳的饮食习惯，从根本保证身体的健康。比如不暴饮暴食，生活有规律，吃饭要细嚼慢咽，多吃蔬菜，尽可能不

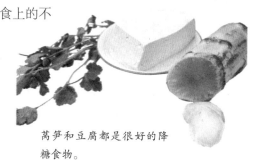

莴笋和豆腐都是很好的降糖食物。

在短时间内吃富含葡萄糖、蔗糖的食品，这样可以防止血糖在短时间内快速上升，对保护胰腺功能有帮助。更不要吃过量的抗生素，以免诱发糖尿病。

　　糖尿病患者饮食尤其要清淡少糖，饮食清淡，对控制血糖很有好处。少糖也是远离糖尿病的根本保证，但是并非完全不食糖，关键要选用血糖生成指数比较低的食物。同时要供给充足的膳食纤维，即多吃含糖量低的水果与蔬菜，如没有出现肾功能异常，可适当食用一些肉、鱼、虾、豆制品等。下面推荐一款低糖清淡的菜肴，如莴笋、香菜、豆腐等。

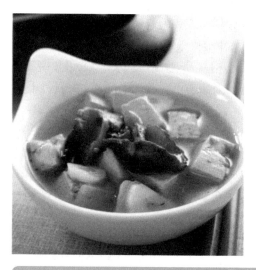

香菇烧豆腐

原料

嫩豆腐250克，香菇100克，盐、酱油、味精、香油各适量。

做法 ➞

❶ 豆腐洗净切成小块；香菇洗净，切成小块。

❷ 在砂锅内放入豆腐、香菇、盐和清水，中火煮沸后，改文火炖15分钟。

❸ 加入酱油、味精，淋上香油即可食用。

温馨提示

　　糖尿病患者经常感到饥饿的原因是体内缺乏胰岛素，营养利用不了，其实患者的体内并不是缺营养。因此，糖尿病的患者应该注意加强合理饮食和科学饮食。

糖尿病患者需控制三餐饮食量及热量

控制三餐热量是糖尿病患者饮食的主要原则。一般人从饮食中摄取的能量应该与所消耗的能量平衡，这样才能保持健康。如果摄入能量过多，将引起体重增加或肥胖；如果摄入能量不足，体重就会减轻，机体免疫力也会下降，而这两方面对健康都有影响，所以应该学会计算一日三餐应该摄入的食量及热量。这对血糖的控制是极为有利的。

那么应该怎么计算这个热量呢？应根据患者本人的年龄、胖瘦、工作性质、劳动强度等具体情况来计算。

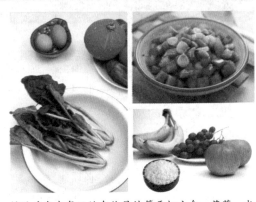

糖尿病患者每日饮食热量计算要把主食、蔬菜、水果等热量都考虑在内，不能只计算主食而忽略蔬菜及水果等。

具体公式如下：所需的总热量＝标准体重 × 每日每千克体重所需热量。

标准体重的计算公式如下：标准体重（千克）＝身高（厘米）— 105

但是不同人每日每千克体重的消耗热量是不同的：

（1）4 岁以下的儿童，每日每千克体重应摄入 210 千焦热量；4~10 岁的儿童，每日每千克体重应摄入 126~147 千焦热量；10~15 岁的则每日每千克体重应摄入 147~167 千焦热量。

（2）成人中参加重体力劳动者，每日每千克体重应摄入 167 千焦热量；轻体力劳动者，每日每千克体重应摄入 126~147 千焦热量；中等程度体力劳动者，每日每千克体重应摄入 147~167 千焦热量；休息者则每日每千克体重应摄入 105~126 千焦热量。

（3）超重和 I 度肥胖者，每日每千克体重所需热量应减少 15%；体重减轻及消瘦者，每日每千克体重所需热量应增加 15%；孕妇、乳母及患有严重营养不良者，每日每千克体重所需热量可增加 10%~20%。

糖尿病病人尽可能少食多餐（每天可以安排 3~6 餐），定时定量。单纯进行饮食控制的人，可以按照自己的饮食习惯，将早餐、午餐、晚餐按照 1/5、2/5、2/5 的比例来分配，或者按照 1/3、1/3、1/3 的比例进行分配。如果有加餐，就将加餐的能量从上一餐的能量总数中减去。总之，一天的能量要严格限定在标准范围之内，这样才能有效保持健康。

温馨提示

有些糖尿病的患者认为南瓜属于降糖食品，可以治疗糖尿病，这种观点是不正确的。而且大量食用后还会升高血糖。正确的做法是每隔一周以上可以吃一次。而且量一定要少，一次不要超过 3 两为宜。

食品交换份——糖尿病患者的饮食妙法

有些糖尿病患者的一日三餐控制得还比较理想，但由于饥饿或其他原因养成了爱吃零食如瓜子、花生、休闲小食品的习惯。大多数零食均为含油脂或热量较高的食品，任意食用会导致总热量超标。还有的糖尿病患者为了控制好血糖，采取少吃一顿饭的办法，特别是不吃早餐，认为这样就能少吃一顿药。其实不按时吃饭也容易诱发餐前低血糖而发生危险。其实，吃药不仅是为了对抗饮食导致的高血糖，还为了降低体内代谢和其他升高血糖的激素所致的高血糖。另外，少吃这一顿饭，必然会增大下一顿的饭量，进而导致血糖控制出现不稳定。因此，按时、有规律地吃饭和用药是相当重要的。也有人认为打上胰岛素就可以随便吃了。其实，胰岛素治疗的目的是为了血糖控制平稳，胰岛素的使用量也必须在饮食固定的基础上才可以明显有效地调整。如果饮食上不加以控制，血糖就会更加不稳定。

此外，糖尿病患者还应该注意平衡膳食，尽量做到食物种类的多样化。为保证营养摄入的全面性，同类食品可以互换，这就是食物交换份，这是糖尿病患者的饮食妙法，如大米可以和面粉互换。一般不提倡不同类别间的互换，比如不要为了多吃肉类而用瘦肉去替换主食。但是不同类食品当营养素结构相似时，可互换。如所推荐的饮食中一般都包含大豆类，如果某日没有进食大豆类食品，可从瘦肉类食品中选择替换。

食物交换份对供能营养素的计算比较粗略，它把许多同类食物归在一个能量水平上，但是使用食物交换份能够简化糖尿病患者的饮食计算过程，所以此方法是有很好的实用性的。

等值食品交换表

按照食物在一定重量内所含的蛋白质、脂肪、糖类及能量将食物分成七大类：谷薯类、蔬菜类、水果类、豆类、肉鱼蛋类、乳类和油脂类，每个食物交换份可376千焦能量。此法虽然不是十分精确，但简便易行，可以帮助糖尿病患者快速、简便地安排饮食。

谷薯类

1份重量（g）	食物举例
25	大米、籼米、小米、玉米面、面粉、通心粉、荞麦面、干粉条、各种挂面、龙须面、藕粉、苏打饼干
30	切面
35	馒头、烧饼、烙饼、成面包、窝窝头

1份重量（g）	食物举例
125	山药、土豆、藕、芋艿（芋头）
200	鲜玉米（1中个，带棒心）
300	凉粉

蔬菜类

1份重量（g）	食物举例
70	鲜豌豆、毛豆
150	山药、荸荠、藕、凉薯
250	胡萝卜
350	扁豆、豇豆、蒜苗、洋葱
400	南瓜、马兰头、油菜、胡萝卜、豆苗、丝瓜、花菜
500	辣椒（青、尖）、柿子椒、白萝卜、茭白、冬笋 白菜、青菜、鸡毛菜、菠菜、韭菜、莴笋、黄瓜、苦瓜、茄子、番茄、绿豆芽、鲜蘑菇、菜瓜、西葫芦、冬瓜、竹笋、芹菜、海带

水果类

1份重量（g）	食物举例
150	柿子、鲜荔枝、香蕉
200	橙子、橘子、苹果、梨、猕猴桃、菠萝、李子、桃、樱桃
300	草莓、阳桃
500	西瓜

大豆类

1份重量（g）	食物举例
20	腐竹
25	大豆粉、大豆、绿豆、赤豆、芸豆、干豌豆
50	豆腐丝、豆腐干
100	北豆腐
150	南豆腐（嫩豆腐）
400	豆浆（黄豆25g加水磨浆）

肉鱼蛋类

1份重量（g）	食物举例
15	鸡蛋
20	熟火腿、香肠
25	猪肥肉
35	熟叉烧肉（无糖）、午餐肉、熟酱牛肉、熟酱鸭
50	猪瘦肉、牛肉、羊肉、鸭肉、鹅肉
60	鸡蛋、鸭蛋、松花蛋（均为1个，带壳），鹌鹑蛋（6个，带壳）
80	带鱼、草鱼、鲤鱼、比目鱼、大黄鱼、鲫鱼、虾、青虾、鲜贝
100	兔肉、蟹肉、水发鱿鱼
150	鸡蛋清
350	水发海参

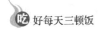

乳类

1份重量（g）	食物举例
20	全脂奶粉
25	脱脂奶粉、乳酪
130	酸牛奶（无糖）
160	牛奶、羊奶

糖尿病患者如何摄取肉和主食、副食

现代社会，人们的生活水平有了极大的提高，人们开始越来越关注自己的身体健康了，而不注意饮食会使糖尿病病情加重的事实也受到了大家的重视。很多人会存在这样的观念：肉是蛋白质，饭才是糖，只要不多吃粮食，血糖就不会升高，可以多吃点儿肉，多吃肉不会引起血糖升高。其实不然，肉和脂肪的代谢也需要胰岛

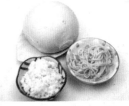

馒头、米饭、面条等主食

素参与，多吃肉同样也会加重胰腺的负担。食用肉类食品过多，还会使病人血脂升高，增加冠心病的发病机会。还有很多糖尿病的患者饮食习惯不合理，平时很少吃肉，这种做法也是不妥的。糖尿病的患者应不吃或少吃肥肉和动物内脏，如心、肝、肾、脑等这类富含胆固醇的食物。但是，可以在自己的三餐当中适当地多吃一些鱼虾以及瘦肉等。

糖尿病患者的每日胆固醇总摄入量应该小于200毫克，还要限制动物性脂肪的摄入，所以不能过多食用肉类，尽量不吃油煎、油炸食物以及鸡鸭鱼等的动物内脏这些食物。

那么糖尿病患者应该吃多少主食呢？假设一个身高175厘米，体重70千克的男性糖尿病患者，患有脂肪肝、糖尿病、血脂异常。按照正常计算，他每天的能量最少也要在2100卡路里，根据各营养素供能比的参考量，他一天的主食量可以达到325克，还是生重，这意味着如果要是吃馒头的话，中等大小的，一天最少可以吃7个，平均分到3餐里，可以早上吃1个，中午和晚上各吃3个。

温馨提示

有人认为糖尿病患者可以多喝米粥。事实上，大米烹调成稀饭进入人体后其血糖指数跟干饭相比会显著增加，稀饭的升血糖作用甚至接近等量葡萄糖。有糖尿病史的病人经常吃稀饭或类似稀饭的液态或半固态食物如面糊、米粉、米汤、肠粉等，都会使血糖发生较大的波动，不利于稳定患者的病情，所以患者应该尽量不吃或少吃这类食物。

糖尿病患者的四季饮食

春季糖尿病患者的饮食指南

在春季糖尿病患者在调整饮食时应该注意：① 要经常监测血糖，多选用血糖生成指数低的主食，如燕麦、荞麦、整粒的麦仁等，多吃一些粗粮，有利于控制餐后血糖。减少油脂的摄入，因为油脂是体重升高的一个因素，体重增加会影响血糖控制。② 每天蔬菜的摄入量应该控制在 500 克左右。多选用鱼类食品，以补充优质蛋白，提高自身免疫力，预防感冒，如鲑鱼、小黄花鱼、金枪鱼、鲫鱼、鳝鱼等，还应多吃点儿海带。③ 选用较清淡温和且扶助正气，补益元气的食物，也可选用益气健脾的中药，如白术、山药、太子参。

夏季糖尿病患者的饮食

夏季，人体内的血糖水平比其他季节都低。人们往往会出现食欲下降、愿吃水果、喜食清淡等情况，糖尿病患者在夏天，应该每天坚持适量而规律地进餐，尤其是那些使用胰岛素的患者，千万不要随意减少主食，否则容易出现低血糖的现象，这对血糖的平稳控制是十分不利的。

糖尿病患者夏季要多吃清凉食品，如绿豆汤、菊花茶等，但也要注意千万不要过量，你可以将这些食物列入自觉全天摄入总热量的统计表中，同时要在主食中去除相应的一部分热量。吃适量的海藻、豆、薯类、糙米等富含食物纤维的食物，可以避免肠道消化不良和身体不适的症状。另外还适合适当地吃一些生姜、牡蛎等含有大量锌元素的食物，因为锌是合成胰岛素的必要物质。

秋季糖尿病患者的饮食

秋季人体为了适应天气的由热转凉，生理代谢也发生变化。糖尿病患者的饮食特别注意不要过于生冷，以免造成肠胃消化不良，发生各种消化道疾患。宜多吃一些蔬菜、瓜果，如冬瓜、萝卜、西葫芦、茄子、绿叶菜、苹果、香蕉等，应当避免吃一些刺激性强、辛辣、燥热的食品，如尖辣椒、胡椒等。另外，还要避免各种湿热之气积蓄，因为凡是带有辛香气味的食物，都有散发的功用，可以吃一些辛香气味的食物，如芹菜。

冬季糖尿病患者的饮食

冬季是糖尿病患者病情加重和发生并发症较多的季节，在冬季里糖尿病患者宜多选择白菜、黄瓜、芹菜、胡萝卜等适合自己营养特殊需求的蔬菜进食。同时，要控制主食、鸡蛋、肉类、豆类、牛奶、油脂类、水果等的摄入数量，而不是单独控制某一种食物的数量。如果在两餐之间有饥饿感，可以吃一些番茄、黄瓜、白萝卜来减少饥饿感。

冬季糖尿病患者的饮食应该力求均衡，最少包含 50% 的碳水化合物，包括蔬菜、糙米、酥梨、魔芋、种子、核果、谷类、瘦肉、鱼、酸乳、生乳酪等。同时还应该增加高纤维饮食，要适宜选择冬季应季的，并且要选择符合糖尿病的患者营养特殊需要的蔬菜水果，比如洋葱、菜花、菠菜、卷心菜、萝卜、白菜、西蓝花、芹菜、莴笋、胡萝卜，以及橘子、橙子、柚子和山楂等。

糖尿病患者四季食物表

季节	食物种类	代表食物
春季	血糖生成指数低的主食	燕麦、荞麦
夏季	清凉食品	绿豆汤、菊花
秋季	甘淡滋润	冬瓜、萝卜、西葫芦、茄子等
冬季	高纤维饮食，限制单糖类食物	番茄、黄瓜、白菜、橘子、柚子等

拌菠菜 抗衰老，保持血糖稳定

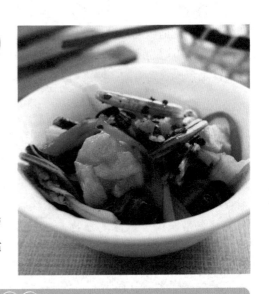

原料

菠菜 50 克，胡萝卜 100 克，油豆腐 50 克，蒜片、红辣椒、姜丝、盐、醋、糖各适量。

做法

① 把菠菜去根、洗净、切段；胡萝卜切丝。

② 菠菜焯一下，油豆腐焯 2 分钟捞出。

③ 锅油烧热后倒入蒜片、姜丝、辣椒、胡萝卜煸香。待油凉后倒入菠菜、油豆腐、加盐糖醋拌匀，即可。

温馨提示

优质的菠菜都有一个共同特点，那就是叶柄短、根小色红、叶色深绿。如果是在冬季则菠菜的叶子颜色是泛红的，这种菠菜口感更为软糯香甜。一年四季基本上都有菠菜卖，但是冬至到立春期间的菠菜为最好。菠菜买回来后，如果一次性没有吃完，那么可以用打湿的报纸将菠菜包起来，再用塑胶袋包装好，放入冰箱，可延长 1~2 天保质期。

海米拌芹菜 缓解便秘、贫血症状

原料

芹菜 250 克，海米 15 克，香油、盐、味精各适量。

做法

① 芹菜去掉根、叶、筋，洗净，切成段。

② 将芹菜投入开水锅中焯烫断生捞出，用凉水过凉，沥干水分。

③ 海米放入碗内，加入温水泡发，较大的切小。

④ 把焯好的芹菜段均匀地摆放在盘内，再把发好的海米撒在芹菜上面。

⑤ 浇上香油、盐、味精，吃时拌匀即可。

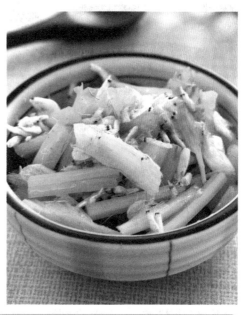

温馨提示

糖尿病患者日常要多摄取膳食纤维。富含可溶性膳食纤维的食物有许多种，日常可直接买到的有魔芋、竹笋、苦瓜等，木耳、芹菜、菇类也都是较好的膳食纤维来源。

清炒南瓜 降糖降脂，缓解视疲劳

原料

南瓜 350 克，盐、蒜、葱、孜然粉各适量。

做法

① 南瓜去皮，去籽，洗净切片，备用。

② 锅内放油，油热，放入蒜末爆香。

③ 接着放入南瓜煸炒。

④ 往锅内添加适量清水，煮至南瓜熟，放些盐、孜然粉、葱花，煸匀即可。

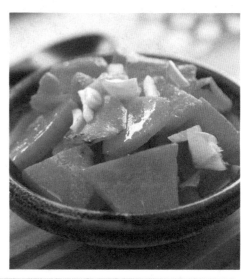

温馨提示

南瓜比较适合 1 型糖尿病患者。1 型糖尿病多发于正处于成长发育的儿童或青少年，所以饮食既要控制血糖稳定又要保证营养的充足。

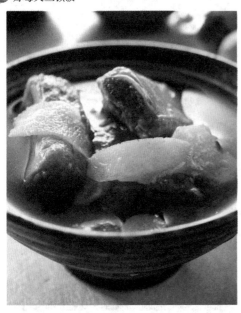

山药排骨汤 控制餐后血糖升高

原料

山药 50 克，排骨 250 克，葱花、姜片、盐、味精、香油各适量。

做法

① 山药去皮，洗净，切滚刀块；排骨剁段，洗净，入沸水中焯去血水，捞出。

② 火置锅上，放入焯好的排骨。

③ 锅内加入葱花、姜片和适量清水烧至排骨八成熟。

④ 倒入山药块煮熟，用盐和味精调味，淋上香油即可。

温馨提示

山药对糖尿病有较好的预防和治疗作用，可以有效抵抗肾上腺素和葡萄糖引起的血糖升高。

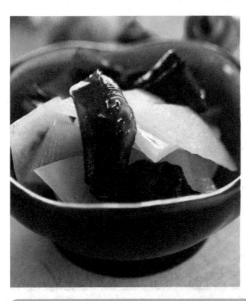

木耳炒莴笋 利尿、降糖、降压高手

原料

水发木耳 30 克，莴笋 250 克，葱花、蒜片、盐、鸡精、植物油各适量。

做法

① 水发木耳择洗干净，撕成小块；莴笋去皮、洗净、切条。

② 炒锅内放油，待油温烧至七成热时下葱花、蒜片爆香。

③ 放入莴笋条翻炒片刻。

④ 倒入木耳翻炒至熟，加盐和鸡精调味即可。

温馨提示

黑木耳中含有木耳多糖，有降糖效果，还含有蛋白质、维生素、胡萝卜素和钙、钾、钠、铁等矿物质，黑木耳可炒菜或炖汤，也可以作配料。

肉片苦瓜 有效调节血糖

原料

瘦肉25克，苦瓜100克，葱花、姜末、花椒粉、盐、鸡精、植物油各适量。

做法

① 苦瓜洗净、去瓤、切片；瘦肉洗净、切片。

② 锅中倒入植物油烧至七成熟时，放入葱花、姜末和花椒粉炒出香味。

③ 放入肉丝煸炒，待肉丝变白后加入苦瓜翻炒。

④ 待苦瓜被炒软后，加入盐和鸡精调味即可。

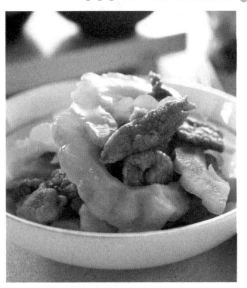

❀ 清淡三餐，预防肠胃病 ❀

胃肠疾病的 13 条饮食原则

饮食原则	膳食指南
饮食宜软	肠胃病患者饮食上不要食用太过坚硬的食物，否则食物难以消化，会给肠胃系统造成负担，油炸食物、筋、烹饪半熟的食物都不宜食用，肠胃病患者的饮食宜以瓜菜、鱼肉类，容易消化吸收的食物为主，病症严重者则要以流食或者半流食为主
食物干净	现在的蔬菜瓜果污染严重，生吃的时候要将蔬菜瓜果洗干净，以免因农药残留而发生中毒的现象，餐具及食材在烹饪的过程中都要保证干净，不要到卫生环境不好的餐厅就餐
温度适宜	饮食食物的温度对肠胃也有着很大的影响，温度过高的食物会对胃和食道造成损害，50℃的热水连续喝一个月，食道上就会出现细胞增生的现象，对消化系统的健康不利

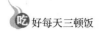

饮食原则	膳食指南
规律饮食	每天定时定量的饮食对消化腺的分泌有好处，对营养的消化吸收也具有辅助作用，每日三餐要主动进食，并控制食量，避免过饥或者过饱，这样才能够更好地保护肠道系统
饮食清淡	口味重、油腻的食物会加重肠胃系统的负担，饮食清淡更有助于养胃，清淡饮食中的营养素也比较容易被人体所吸收，坚持清淡的饮食还可以起到养生益寿的作用
细嚼慢咽	唾液是口腔中用于帮助消化的物质，含有多种酶类，唾液进入胃中还可以在胃壁上形成保护膜，而未经精细咀嚼的食物就没有办法使唾液充分发挥作用，可能对消化系统造成负担
饮食适量	饭量直接影响着人体肠胃系统的工作量。吃得过多，大量的食物就会在胃中造成堆积，从而加重了胃的负担，久而久之，胃会因"过劳"而导致胃病。相反，吃得过少，食物无法向身体提供足够的营养，容易出现营养不良
注意清火	患有胃热症状的人首先要做的就是清胃火，应该多多食用一些性质寒凉、具有清胃火和泻肠热等功能的食物，如西瓜、豆腐、绿豆、苦瓜、白菜、芹菜、香蕉、梨等
春生夏长，秋收冬藏	春夏是自然阳气生长、机体功能不断旺盛的季节，建议吃点儿温热助生发的食物，如生姜、香菜、大蒜，或以这类食物烹调的菜肴。秋冬时令闭藏，机体精气藏敛，建议吃些凉润的食物，如百合、黑木耳，或以这类食物烹调的菜肴。这种顺应时令的四时饮食调养法，同时对胃肠病的康复也会大有裨益
选用时令菜	随着交通的日益发达以及棚栽技术的普及，时令菜的概念已经很模糊，但春夏秋冬毕竟四季不同，每一季节均有特色的时令菜。要注意选用时令菜，烹调特色菜肴，有助于刺激食欲，帮助消化，这对于脾胃功能虚弱、食欲不佳的人尤为重要

饮食原则	膳食指南
合理烹调，注意搭配	春夏宜温热助阳，但温热易伤阴津，要注意搭配凉润食物；秋冬宜凉润益阴，但冬时严寒，易伤阳气，一些胃及十二指肠溃疡患者也常因气温骤降而复发，要注意温热暖胃，并配合食用温热类食物。还要注意多种食物的搭配，以素食为主，荤素搭配，以保证饮食平衡；色泽搭配，做到色香味俱佳，以刺激食欲。医家论养生，重视"淡食以养胃"，烹调时要注意避免大寒大热、大甜大咸、大酸大辣
多用炖煮，少用煎烤	烹调的方法直接影响菜肴的味道、营养和养生效果，并对胃肠产生重要影响。胃肠病患者的胃肠功能多较虚弱，宜采用炖、煮、焖、蒸的烹调方法制作菜肴，易于消化吸收；煎、炸、烤、炙之类方法烹调而成的菜肴较难消化，应尽可能少用
饮水择时	最佳的饮水时间是晨起空腹时及每次进餐前1小时，餐后立即饮水会稀释胃液，用汤泡饭也会影响食物的消化

清淡饮食、细嚼慢咽——肠胃病患者最佳饮食习惯

清淡饮食是肠胃病患者保护肠胃，控制病情加重，缓解肠胃不适症状的最佳饮食习惯。在平日的三餐当中有意地吃一些清淡、容易消化的食物，可以让患者的胃肠道得到充分的休息和养护。肠胃病患者的一日三餐最好用素食慢慢进行调节。此外，相较于狼吞虎咽来说，细嚼慢咽可以很好地帮助肠胃消化食物。咀嚼食物是食物在体内加工利用的第一道工序，通过咬碎、研磨、与唾液混合，并经神经—体液途径

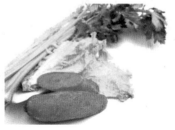

多吃蔬菜少吃肉类能减轻肠道负担，有益身体健康。

使信息传递至胃、胰、胆、肠等器官，这一过程如果放缓一些，就能够使消化功能得以全面启动，也只有这样，才能够最大限度地保护肠胃病患者比较脆弱的肠胃。

肠胃病患者的早餐

肠胃病患者的早餐很重要，一定不能忽视和敷衍了事。具体来说要注意两个原则。

1. 早餐要吃热食

早晨，我们体内的肌肉、神经及血管等都还呈现收缩的状态，假如这时候你再吃喝冰冷的食物，那么就会使体内各个系统更加挛缩、血流更加不顺。还可能伤了胃气，伤

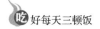

了整个身体的抵抗力。对于本就肠胃不好的人群来说，更是雪上加霜，容易加重病情。

2.早餐搭配要合理

搭配合理指的是富含水分和营养，应该食用热稀饭、热燕麦片、热豆花、热豆浆、芝麻糊、山药粥等，以养护自己的肠胃，然后再配着吃些蔬菜、面包、三明治、水果、点心等。肠胃病患者可以适当地多食用一些谷类食品，谷类食品在体内能很快分解成葡萄糖，纠正一夜后可能产生的低血糖，同时还可以提高大脑的活力及人体对牛奶、豆浆中营养素的利用率。

早餐食用水果和蔬菜，不仅补充了水溶性维生素和纤维素，还可以中和肉、蛋、谷类等食品在体内氧化后生成的酸根，达到酸碱平衡，有效地保护我们的肠胃。

胃病患者慎喝牛奶

胃病患者要分情况慎喝牛奶。如果说患者是浅表性胃炎，患者的胃酸往往正常或过多，那么就可以少量喝一些牛奶，或者将牛奶与米汤混合后再喝，但不适合喝太多。

而消化性溃疡患者不适合大量喝牛奶，否则会刺激胃酸分泌过多，从而引起胃部疼痛；在病情稳定期可以少量地喝一点儿低脂牛奶，也最好与稀饭、米汤等混合后一起食用。

牛奶比较容易消化也比较好吸收，可以为身体补充蛋白质，因此功能性消化不良的患者可以喝一些牛奶。但是，如果换成喝酸奶的话，效果会更好一些，更易于被人体消化和吸收。

当胃病患者正处在发病期时，对牛奶的宜忌也是需要注意的。牛奶中乳糖的含量较高，且必须在消化道乳糖酶的作用下分解为半乳糖和葡萄糖后才能被人体吸收。如果乳糖酶缺乏，饮用牛奶后就会引起腹痛、腹泻等情况。如果不是乳糖不耐受的患者，那么可以少量喝一些牛奶，出现胃胀、腹泻的情况时喝酸牛奶更合适，酸奶中的大部分乳糖被分解成乳酸，可以减轻患者乳糖不耐受的症状。

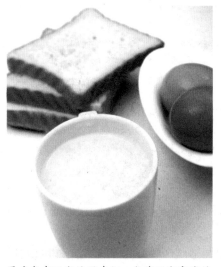

胃病患者不宜饮用牛奶，尤其不宜空腹饮用牛奶，病情稳定后可少量喝些牛奶，最好同时搭配面包等淀粉食品。

胃病患者不宜多吃稀饭

现在生活水平大幅提高以后，人们吃得越来越好，也吃得更饱了，于是过于丰富的饮食刺激胃大量的分泌出胃酸，导致患有反流性食管炎的病人大幅增加。而这部分病人并不适宜用喝稀饭来养胃，这是因为稀饭是酸性的，如果患者继续喝稀饭的话，反而会火上浇油。不但不能发挥养胃的作用，还会加重胃的不适感。

胃病患者能否用"稀饭养胃"应该根据自己的病情详细的咨询医生的意见。对于胃酸分泌过多的现代都市人而言，更适合调理肠胃的饮食习惯是，应该适当地多吃一些馒头、包子、面条等面食，因为面食属与碱性食物，可以帮助胃的酸碱达到平衡，有助于减少胃病的发生概率，也能够在一定程度上缓解胃病患者的不适症状，是养护胃部缓解胃病的好帮手。

急性胃炎患者的食物选择

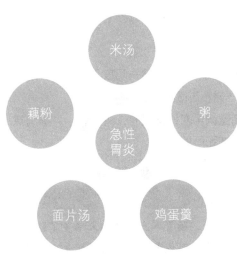

急性胃炎往往是在饮食后若干个小时之后发病，往往是由于胃黏膜充血、水肿、黏液增多、黏膜表层细胞糜烂而导致出现痉挛、上腹疼痛、恶心、呕吐等急性病症。

当急性胃炎发生时，患者要注意调节饮食以缓解不适症状。要多喝水，以补充因为呕吐、腹泻而流失掉的水分，多喝水还可有效将肠道中的毒素排出体外。当呕吐、腹泻的症状有所缓解的时候可以食用一些米汤或者藕粉，来补充体力。病情再度得到缓解的时候可食用一些鸡蛋羹、面片汤、粥等容易消化的食物，但是注意每餐的食用量不要过多。在身体的恢复期间要多多食用易消化、刺激性小的食物，烹调时也要炖煮至软烂，这样更加有利于身体机能的恢复。

韭黄腐竹

原料

腐竹 100 克，韭黄 100 克，鸡精、蚝油、胡椒粉、盐、蒜适量。

做法

❶腐竹、韭黄洗干净切段；腐竹在水中焯一下，捞出后沥干。

❷油锅热后，将蒜片在锅中炒香后，放入韭黄翻炒。

❸当韭黄基本炒熟后，再将腐竹放入，调入适量胡椒粉、蚝油、盐、鸡精，翻炒均匀即可。

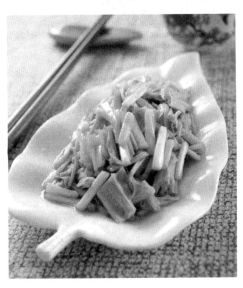

优质的腐竹，可以看到瘦肉状的一丝一丝的纤维组织，而劣质的则没有这样的现象。如果掰断的话，断面呈现蜂窝状空心的腐竹基本上就是优质的腐竹。

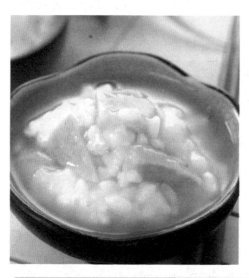

红薯甜粥 补虚益气，强健脾胃

原料

红薯 300 克，白砂糖 30 克，大米 20 克。

做法

1. 红薯洗净去皮、切块。
2. 大米洗净，与红薯一起放入高压锅，加入 3 倍于材料高度的水。
3. 高压锅再次冒蒸汽时，将火调小，继续煮 15 分钟即可关火。
4. 出锅前放进白砂糖即可。

因为红薯中的淀粉比较多，容易刺激胃液的分泌，肠胃本身不好的人吃多了就会引起胃灼热、腹胀、打嗝、吐酸水等不适症状。在吃的时候最好与米面搭配着吃，并配以咸菜或喝点儿菜汤，这样就能避免腹胀等情况的出现了。

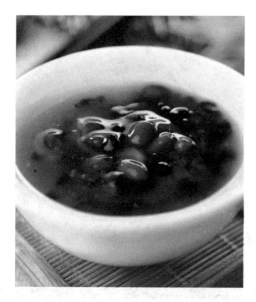

黑米红豆粥 益血补虚，健脾利湿

原料

干红豆 50 克，黑米 50 克，红糖 100 克。

做法

1. 将干红豆浸泡在清水中至红豆变软。
2. 把黑米放清水里，轻轻过一遍，不要反复洗。
3. 将锅置火上，放清水和黑米，烧沸后转小火熬约 20 分钟。
4. 再把泡好的红豆放在锅内，继续用小火慢慢煮至米烂粥熟时。
5. 放入红糖调匀即可食用。

鸡蛋煎饼 润肠通便，预防结石

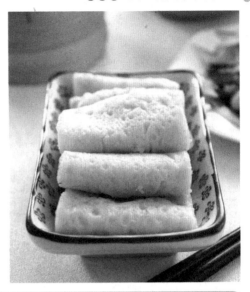

原料

小麦面粉 250 克，牛奶 500 毫升，红豆沙 500 毫升，鸡蛋 1 个，白糖、植物油各适量。

做法

① 将牛奶、鸡蛋和面粉一起调成面糊。

② 锅内放油加热，将面糊倒入形成圆形，用小火慢煎，两面煎熟。

③ 将红豆沙用饼皮卷上，切成小段。

④ 起火，将鸡蛋饼放入锅中，两面煎至金黄，出锅即可食用。

温馨提示

鸡蛋不适合与柿子同吃，容易引起上吐下泻，出现腹痛的现象，引起急性胃肠炎。鸡蛋还不适合与豆浆以及糖同食，会影响营养成分的吸收。鸡蛋与红薯同吃会出现消化不良的情况，鸡蛋与鳖肉同食，容易导致食物中毒。

南瓜红枣汤 健脾利胃，气血双补

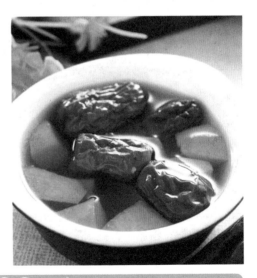

原料

南瓜 150 克，红枣 20 克，冰糖适量。

做法

① 红枣洗净，南瓜去皮切块、红枣去核。

② 开火上锅，砂锅中加入适量的清水和红枣煮上 15 分钟。

③ 已经闻到枣香味后加入南瓜和冰糖继续煮。

④ 熬煮到南瓜绵软即可关火，盛出凉凉，即可享用。

温馨提示

除了南瓜红枣配以外，红枣还可以与芹菜搭配做汤，也有很好的利胃功效。而且除了养胃利胃之外，还可以降低血压，防治中风，对于脑卒中以及心下烦热有良好的缓解效果，还可以利尿、镇痉等。

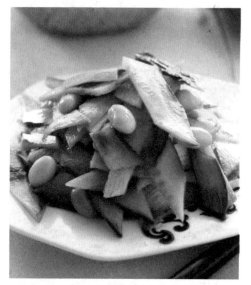

山药小黄瓜 开胃养颜，排出毒素

原料

小黄瓜 3 根，山药 100 克，黄豆 100 克，辣椒油、盐、醋、鸡精适量。

做法

① 将黄豆在水中泡发，在锅中煮熟，捞出后用水冷却沥干备用。

② 山药去皮切成片，在醋中浸泡一下，再开火在锅中稍微焯一下，捞出后过水冷却沥干备用。

③ 小黄瓜切成片，和山药、黄豆一起放在一个容器中。

④ 调入适量盐、醋、鸡精，然后淋上适量辣椒油，搅拌均匀即可。

温馨提示

　　虽然是用来开胃的小菜，但是，要注意辣椒油不能太多，否则油腻和辛辣容易伤害脆弱的胃部，同时，由于山药、黄豆、黄瓜口感都比较脆硬一些，又是过了凉水的，所以，要适可而止，吃太多不仅不会有效开胃，还容易引起胃部的不适症状。

海米苦瓜 清热泻火，健胃排毒

原料

苦瓜 100 克，猪肉 100 克，虾米 25 克，蒜蓉、大葱、料酒、酱油、盐、香油各适量。

做法

① 将猪肉洗净切成片，虾米洗净后在水中浸泡，苦瓜洗净后去籽去蒂，切成片备用。

② 油锅热后，将葱末、蒜末放入锅中炒香，将肉片放入翻炒至变色。

③ 在锅中加入适量水、酱油、盐，将小虾米放入，烧开后去掉浮沫。

④ 转为小火焖 30 分钟，加入苦瓜炖至汤汁黏稠，淋上适量香油即可享用。

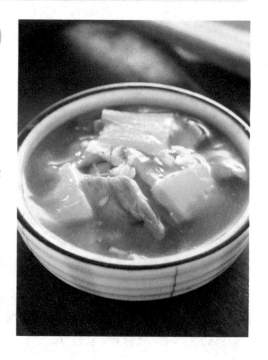

选购技巧 在选购海米时，体表鲜艳发亮发黄或浅红色的是优质海米，颜色均匀大体一致的为优质海米。另外，体形弯曲的，说明是用活虾加工的。在选购时要选体形弯曲、大小匀称，没有杂质以及其他小鱼虾的海米，这样的海米为优质海米。

❀ 少油三餐，预防月子病 ❀

少油——产妇三餐中的最佳饮食习惯

产妇的消化功能往往较差，特别是在分娩后的半个月之内，更需要受到保护。如果这时吃过于油腻的食物，如肥猪肉、肥肠等，会增加产妇胃肠道的负担，易使其脾功能受损，引起消化不良，影响食欲，故应吃些清淡而又能健胃的食品，以少油为主，如豆腐、薏仁粥、玉米粥、红枣薏仁粥、瘦猪肉汤、蒸蛋等。

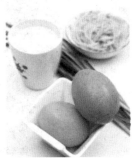

月子里卧床休息的时间比较多，所以食物应以高蛋白低脂肪为主，例如黑鱼、鲫鱼、虾、黄鳝、鸽子等。还要少油，避免因脂肪摄入过多引起产后肥胖。同时，为了食物容易消化，在烹调方法上多采用蒸、炖、焖、煮，不宜采用煎、炸的方法。

鸡蛋、牛奶和虾皮等食物能为人体提供足够的营养，且清淡不油腻。

孕妈妈三餐应少摄入食盐和酱油

孕妇摄入盐过多，会加重水肿且使血压升高，甚至引起心力衰竭等疾病。由于钠离子是亲水性的，会造成体内水的潴留，开始时会使细胞外液积聚，如果积聚过多，会导致孕妇水肿。过多的钠会加重妊娠中毒症的三个症状，即水肿、高血压和蛋白尿。

研究表明，正常孕妇每日的摄盐量以 5 ~ 7 克为宜。在一般情况下，怀孕后和怀孕前在钠的摄入上差别不是很大。同时，妊娠期间不应服用利尿剂，以免造成钠的损失。

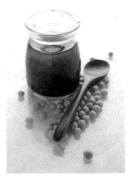

酱油俗称豉油，是一种色、香、味、俱佳而又营养丰富的调料。在炒、煎、蒸、煮或凉拌时，加入适量的酱油，就会使菜肴色泽诱人，香气扑鼻，味道鲜美。但是产妇也不宜多吃酱油，吃

酱油

酱油会使伤口颜色加深，同理酱油会使剖宫产产妇的瘢痕变黑。如果小孩食用母乳可能还会影响小孩的肤色，但是鉴于酱油具有防癌、补钙的功效，一般说来，产妇可以吃酱油，但不宜多吃。

产后第一天的一日三餐

产妇在产后恢复得好不好，不仅和运动有关，和饮食之间更有着非常重大的关系。产后怎么吃最营养，产后的饮食如何安排才最恰当，这些都是产后妈妈以及妈妈们的家人需要及时了解的问题。那么，下面就来推荐一下产后第一天的保健食谱，希望能及时帮助新妈妈合理而科学的补充营养。

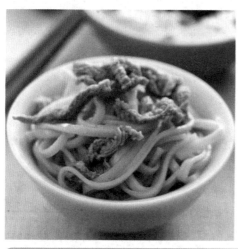

早餐：

肉丝挂面

原料

猪肉25克，挂面50克，油、盐适量。

做法 ⟶

①猪肉洗净切丝备用。

②锅内放少许油，放入洗好的肉丝翻炒，然后加入适量清水。

③水烧开后下入挂面，直到煮烂之后放一点儿盐即可出锅。

温馨提示

产后新妈妈身体比较虚弱，肠胃功能也有所下降，但是又需要及时补充能量，所以，早餐要在有营养的前提下不宜太油腻。

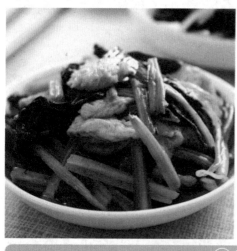

午餐：

鸡蛋炒菠菜

原料

鸡蛋1个，菠菜100克，油、盐适量。

做法 ⟶

①将鸡蛋打成蛋液，菠菜洗净切断备用。

②开火上锅，锅内放少许油，烧热后倒入鸡蛋，待鸡蛋呈凝固状后盛出。

③锅内倒少许油，下菠菜，快熟时加入鸡蛋，加少许盐即可出锅。

温馨提示

由于这道菜是分开炒的，两样食材最后又合并一起的，所以，尤其要注意油和盐的使用量，把握好少油少盐的原则。

晚餐：
白菜炒豆腐

原料

白菜 200 克，北豆腐 200 克，香菜 10 克，盐适量。

做法

❶ 豆腐洗净，切成片；香菜择去黄叶，切成小段。

❷ 白菜撕去叶子，用手撕成片，白菜帮用刀切片备用。

❸ 锅里倒油爆香葱花，加入豆腐，把豆腐表面煎的微黄，盛出。

❹ 再起锅，加葱花、香菜根炒香，倒入切好的白菜帮加盐翻炒。

❺ 菜帮萎缩出水后，加豆腐炒一下，再加入菜叶稍作翻炒，加适量盐出锅即可。

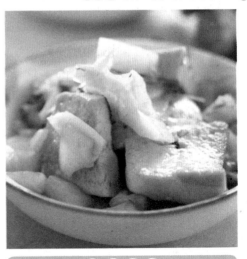

温馨提示

虽然说我们平时提倡晚餐少食，但是由于哺乳以及恢复身体机能等原因，新妈妈的晚餐也不可含糊。注意依然要坚持少油少盐的原则。

孕妇三餐不宜用喝汤代替食肉

有很多新妈妈以及她们的家人总是认为，骨头汤的营养价值非常充足，常喝点儿骨头汤就可以不用吃肉了，但这是不科学的，原因有二：

1. 骨头汤中的钙含量并不高。

骨头汤即使熬了很久，并在熬煮骨头汤的过程中在汤里加入了醋，也仅仅能将骨头原料中的一小部分钙溶解到汤当中去。如果不是骨头汤而换成了肉汤，那么需要告诉大家的是喝肉汤的话也不如吃肉好，除了水，汤的营养全部来自原料，原料中有水溶性的营养素和非水溶性营养素。水溶性维生素 C、矿物质会部分进入汤内，非水溶性的蛋白质 90%~93% 仍留在肉里，汤里含量不足总数的 10%，所以不能只喝汤，不吃肉。而且，如果只是一味地喝汤的话，由于汤里的嘌呤含量比较高，喝多了还容易出现产妇痛风的症状，会给新妈妈带来更多烦恼和痛苦。

2. 汤里的脂肪含量高，多喝无益。

汤熬得时间长了，原料中的脂肪会大量溶解在汤里，汤喝得多了不仅会冲淡胃液，增加饱腹感，影响胃酸的分泌，还会妨碍人体对其他营养成分的吸收以及利用。汤中的原料虽然口感可能不是很好，但其中所含的肽类、氨基酸却更利于人体的消化吸收。

哺乳母亲三餐中当补充鱼肝油

鱼肝油是从鱼肝中提取制作而成的，据科学分析，鱼肝油当中含有大量的维生素 A 和维生素 D。具体地来说，维生素 A 能够维持人的皮肤、黏膜的正常功能，是人体生长发育所必需的物质。

婴儿正处于生长发育期，如果缺乏维生素 A 的话，会引起人的皮肤粗糙、角膜软化、眼干燥以及夜盲症等诸多症状。所以说，哺乳期母亲在三餐中要适量的吃一些鱼肝油，然后就

鱼肝油

可以通过乳汁间接的补充给怀中的婴儿了，这样就能够从小给孩子的身体打好基础，就能够有效地避免以后出现那些不良症状了。

另外，维生素 D 有调节钙、磷代谢的作用，能够很好地促进钙、磷在骨骼中的沉积，如果维生素 D 缺少时，就容易引起骨质软化以及佝偻病。有些小孩长到三四岁的时候，如果发现孩子出现了佝偻病的症状，这很有可能是从小缺乏维生素 D 造成的。

由于孩子还十分幼小，吃鱼肝油可能吸收不太好，所以哺乳期的妈妈可以经常适量补充点儿鱼肝油，来间接补充给孩子。但是也要注意不要吃太多，吃太多了也对身体不利，要懂得物极必反的道理。一般新妈妈可以把鱼肝油安排在自己的早餐或者晚餐后进食，适量即可。

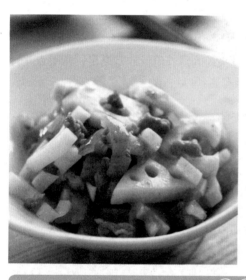

脆炒莲藕丁 清热解毒，预防感冒

原料

莲藕 50 克，青椒 50 克，蒜蓉、肉末、盐适量。

做法

① 莲藕洗净去皮、切丁，用少许盐略腌一腌；青椒切碎备用。

② 锅内放少许油，烧热后放入肉末爆炒 2 分钟。

③ 放入蒜蓉和青椒翻炒几下。

④ 最后加入腌好的藕丁，一起翻熟后即可出锅。

温馨提示

从藕的顶部位置数起，第二节藕的质量最好。藕的顶端一节，被叫作荷花头，肉质比较脆嫩适合当水果鲜食，第二、三节适合做炒菜用，之后的各节逐渐细小，肉薄质老，纤维质较多，比较适合加工成藕粉。

紫菜蛋花汤
滋补身体，加快体质恢复

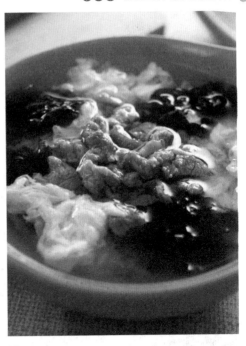

原料

紫菜10克，瘦肉50克，鸡蛋1个，油、盐适量。

做法

① 紫菜洗净。

② 瘦肉切丁。

③ 鸡蛋打成蛋液。

④ 锅内烧清水，烧开之后，然后放入肉末，一边放的时候一边搅拌。

⑤ 待肉熟了之后，打入鸡蛋，一边搅一边慢慢放入。

⑥ 最后加少许盐和紫菜就可以出锅了。

板栗烧鸡
温中补脾，养血益气

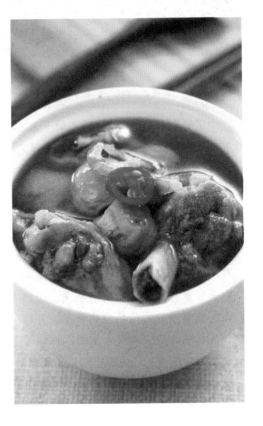

原料

鸡肉500克，板栗150克，料酒、黄酒、酱油、上汤、生粉、胡椒粉、鸡精、香油各适量。

做法

① 鸡肉切块，焯水；板栗剥出来仁，分成两部分。锅内放油，把板栗炒至发黄，捞出。

② 底油放白糖半勺，化开，倒入鸡块和生姜片葱段煸炒。

③ 鸡块出水后倒入五香粉炒一会，炒出香味。

④ 放一勺黄酒，一勺酱油，两茶匙鸡精，搅拌均匀。

⑤ 放板栗，翻炒均匀后倒入一碗热水，大火烧开后小火炖15分钟。

⑥ 调入盐，收汁，临出锅前5分钟放青红辣椒段、香油、胡椒粉少许。

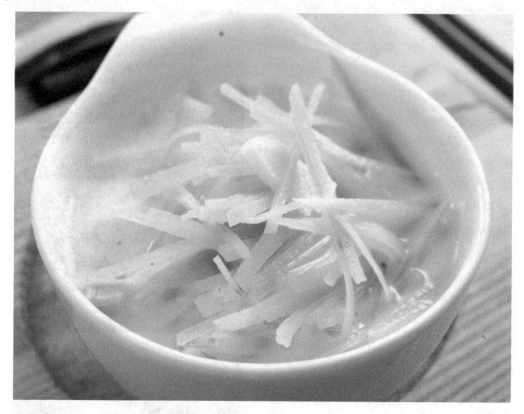

温馨提示

　　莴笋有利于体内水电解质的平衡，能够促进尿液的排泄以及乳汁的分泌。同时，莴笋还可以刺激消化酶的分泌，增进新妈妈的食欲。其所含的乳状浆液，能够有效地增强胃液、消化液的分泌以及胆汁的分泌，从而促进各消化器官的功能，且具有很好的开通疏利、消积下气的功效。此外由于莴苣中含有多种维生素以及矿物质，所以还有调节神经系统功能的作用，其所含有机化含物中含有大量的人体能够吸收的铁元素，尤其适合产后新妈妈的气血恢复。还有一点，很多新妈妈坐月子会有便秘的情况，莴笋也可以帮忙，因为其含有大量的植物纤维素，可以有效地促进肠壁的蠕动，帮助排泄。

豆浆莴笋汤
清热解毒，利尿消肿

原料

莴笋300克，豆浆500克，盐、猪油、大葱、姜各适量。

做法——

1. 莴笋去皮，洗净，切成条状。
2. 姜切片、葱切段待用。
3. 锅内放猪油，烧热，放入葱、姜爆香，下莴笋条、盐炒至断生。
4. 把葱姜挑出去，冲入豆浆，烧开即可。

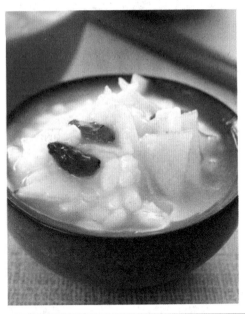

苹果葡萄干粥 滋补身体，易于吸收

原料

苹果半个，葡萄干 20 克，大米 200 克，冰糖适量。

做法

❶ 将米用冷水浸泡 30 分钟，让米粒充分膨胀；苹果切片备用。

❷ 开水下锅，放入大米，苹果和葡萄干，继续熬煮。

❸ 快熟的时候用勺子搅拌，搅拌可以让粥变的浓稠，搅动时应顺着一个方向搅动，持续至粥呈黏稠状为止。

❺ 最后放入冰糖调味即可。

温馨提示

　　在挑选时，要注意看葡萄干颗粒之间是否存在一定的空隙，如果是粘在一起，则不建议购买。还有最简单的办法就是用手抓一把葡萄干并攥紧，然后再放开，看葡萄干是否可以迅速散开，如果散开了，就是比较好的葡萄干，可以购买。买回来的葡萄干一定要放在阴凉、干燥、通风的地方，要远离阳光直射和潮湿，也不适合放在密封的容器当中，更不可以放置于塑料袋里。

牛奶鸡蛋粥 补脾胃，益气血，活血脉

原料

大米 50 克，鸡蛋 1 个，燕麦片 20 克，牛奶 50 毫升、丹参 10 克，红糖 10 克。

做法

❶ 大米淘洗干净，加水浸泡 30 分钟；蛋取蛋黄，丹参用纱布袋包起来。

❷ 将大米、燕麦及丹参放入锅中，加适量清水，熬煮成粥。

❸ 在粥中加入牛奶拌匀，装碗放入生蛋黄即可。

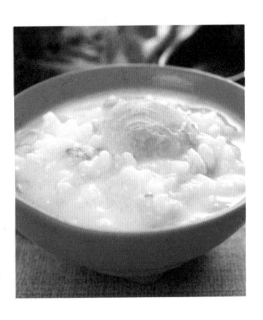

附录1：日常三餐推荐食谱

星期一

早餐	午餐	晚餐
豆浆300毫升 牛肉饼（肉馅25克，面粉70克） 腌黄瓜30克	黄瓜炒蛋：黄瓜100克，鸡蛋一个50克，油5克，清炒 冬瓜丸子汤：干虾米5克，冬瓜100克，丸子50克，煮汤 拌萝卜皮80克 白米饭70克	醋熘白菜：白菜100克，胡萝卜20克，肉片20克，油5克。 清炒牛肉炖萝卜：牛肉35克，白萝卜100克，水400毫升，炖至肉酥烂 拌黄瓜：黄瓜80克 烙饼100克 大米粥（大米40克）

星期二

早餐	午餐	晚餐
燕麦粥（燕麦50克） 炸馒头片70克 酱菜10克	牛肉炖萝卜：牛肉25克，白萝卜100克，油3克 爆炒圆白菜：圆白菜100克，油5克 松花豆腐：松花蛋（带壳约60克），豆腐50克，香油2克 白米饭60克	芦笋炒牛柳：芦笋100克，牛肉30克，油5克 柿椒炒鸡丁：柿子椒100克，鸡丁20克，油5克 凉拌苦瓜：苦瓜50克，香油2克 白米饭60克

星期三

早餐	午餐	晚餐
牛奶220毫升 烤面包片80克 煮鸡蛋一个（约50克） 腌黄瓜20克	砂锅豆腐：豆腐80克，瘦白肉20克，干香菇10克，干虾米5克 拌萝卜皮：萝卜皮50克，香油2克 蚝油香菇菠菜：干香菇10克，菠菜100克，油4克 玉米面发糕100克 红豆粥（赤小豆20克，大米20克）	红烧鸡翅：鸡翅（肉重25克） 蒜蓉莜麦菜：莜麦菜100克，蒜10克，清炒 酸辣汤：萝卜丝50克，油2克 米饭（大米+小米，各30克）

星期四

早餐	午餐	晚餐
豆腐脑100克 葱油饼70克 卤鸡蛋一个 （约50克） 小咸菜10克	素炒什锦丁：黄瓜丁50克，胡萝卜丁25克，笋丁25克，芹菜丁30克，油5克 红烧鸡翅：鸡翅（去骨后30克）油6克 炒扁豆丝：扁豆100克，肉15克，油5克 白米饭60克	清蒸鲤鱼：鲤鱼（去骨50克） 豆腐汤：豆腐50克，青菜70克 蒜拌海带丝：蒜三瓣，海带丝100克，香油2克，凉拌 馒头2个100克 玉米碴粥（生玉米碴40克）

星期五

早餐	午餐	晚餐
豆浆300毫升 包子两个（肉馅10克，面粉60克） 橄榄菜20克	芹菜香干：芹菜100克，香干40克，油5克 拌豆芽粉丝：豆芽100克，粉丝10克 香菇油菜：干香菇5克，油菜100克，油5克，清炒 白米饭70克	家常土豆丝：土豆丝100克，油3克 青椒炒肉：青椒100克，瘦肉片25克，油5克 家常油饼100克 红豆粥（绿豆、大米各25克）

星期六

早餐	午餐	晚餐
牛奶220毫升 全麦面包80克 煎荷包蛋：鸡蛋一个50克，油3克 小咸菜10克	红烧豆腐：北豆腐50克，油5克，红烧 素炒茼蒿：茼蒿100克，油3克，清炒 菌菇肉丝汤：平菇100克，肉丝20克，煮汤 荞麦面条80克，青菜叶30克	榨菜炒肉丝：榨菜20克，瘦肉丝10克，白菜丝100克，油4克 素炒什锦丁：黄瓜丁30克，胡萝卜丁20克，笋丁20克，芹菜丁20克，油3克 发糕两块（约80克） 紫米粥（紫米20克，大米20克）

星期日		
早餐	午餐	晚餐
豆浆300毫升 玉米面发糕70克 拌萝卜条50克， 香油2克	红烧茄子：茄子100克，蒜10克，肉10克，油5克 老醋菠菜：菠菜50克，花生15克 拌豆芽：豆芽50克，黄瓜50克 发面饼100克	鸡丝炒茭白：鸡肉25克，茭白100克，油3克 海米炒芹菜：干海米5克，芹菜100克，油3克 芝麻烧饼两个80克 紫米粥（紫米20克，大米20克）

附录 2: 中国居民膳食营养素摄入量推荐

中国居民膳食钠适宜摄入量(单位:毫克/天)

年龄组	适宜摄入量	年龄组	适宜摄入量
0—	200	14—	1800
0.5—	500	18—	2200
1—	650	孕妇	2200
4—	900	乳母	2200
7—	1000		
11—	1200		

中国居民膳食氟适宜摄入量(单位:毫克/天)

年龄组	适宜摄入量	可耐受最高摄入量	年龄组	适宜摄入量	可耐受最高摄入量
0—	0.1	0.4	14—	1.4	2.8
0.5—	0.4	0.8	18—	1.8	3.0
1—	0.6	1.2			
4—	0.8	1.6			
7—	1.0	2.0			
11—	1.2	2.4			

中国居民膳食钙适宜摄入量(单位:毫克/天)

年龄组	适宜摄入量	年龄组	适宜摄入量
0—	300	14—	1000
0.5—	400	18—	800
1—	600	50—	1000
4—	800	孕妇中期	1000
7—	800	晚期	1200
11—	1000	乳母	1200

中国居民膳食钾适宜摄入量(单位:毫克/天)

年龄组	适宜摄入量	年龄组	适宜摄入量
0—	500	14—	2000
0.5—	700	18—	2000
1—	1000	孕妇	2500
4—	1500	乳母	2500
7—	1500		
11—	1500		

中国居民膳食磷适宜摄入量(单位:毫克/天)

年龄组	适宜摄入量	年龄组	适宜摄入量
0—	150	14—	1000
0.5—	300	18—	1000
1—	450	孕妇	700
4—	500	乳母	700
7—	700		
11—	1000		